Koos van Nugteren
Dos Winkel

**Onderzoek en behandeling van zenuwcompressie**

**Redactie:**
Koos van Nugteren
Dos Winkel

# Onderzoek en behandeling van zenuwcompressie

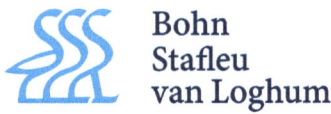
Bohn
Stafleu
van Loghum

Houten 2015

ISBN 978-90-368-1016-6                ISBN 978-90-368-1017-3 (eBook)
DOI 10.1007/978-90-368-1017-3

© 2015 Bohn Stafleu van Loghum, onderdeel van Springer Media BV
Alle rechten voorbehouden. Niets uit deze uitgave mag worden verveelvoudigd, opgeslagen in een geautomatiseerd gegevensbestand, of openbaar gemaakt, in enige vorm of op enige wijze, hetzij elektronisch, mechanisch, door fotokopieën of opnamen, hetzij op enige andere manier, zonder voorafgaande schriftelijke toestemming van de uitgever.

Voor zover het maken van kopieën uit deze uitgave is toegestaan op grond van artikel 16b Auteurswet j° het Besluit van 20 juni 1974, Stb. 351, zoals gewijzigd bij het Besluit van 23 augustus 1985, Stb. 471 en artikel 17 Auteurswet, dient men de daarvoor wettelijk verschuldigde vergoedingen te voldoen aan de Stichting Reprorecht (Postbus 3060, 2130 KB Hoofddorp). Voor het overnemen van (een) gedeelte(n) uit deze uitgave in bloemlezingen, readers en andere compilatiewerken (artikel 16 Auteurswet) dient men zich tot de uitgever te wenden.

Samensteller(s) en uitgever zijn zich volledig bewust van hun taak een betrouwbare uitgave te verzorgen. Niettemin kunnen zij geen aansprakelijkheid aanvaarden voor drukfouten en andere onjuistheden die eventueel in deze uitgave voorkomen.

NUR 894
Basisontwerp omslag: Studio Bassa, Culemborg
Automatische opmaak: Crest Premedia Solutions (P) Ltd., Pune, India

Bohn Stafleu van Loghum
Het Spoor 2
Postbus 246
3990 GA Houten

www.bsl.nl

# Inhoud

| | | |
|---|---|---|
| 1 | **Inleiding** | 1 |
| | *Nens van Alfen en Koos van Nugteren* | |
| 1.1 | Anatomie van de perifere zenuw | 2 |
| 1.2 | Conclusie | 4 |
| 1.3 | Zenuwcompressie | 4 |
| 1.4 | Re-innervatie | 7 |
| 1.5 | Symptomatologie | 10 |
| 1.6 | Fysiotherapie/kinesitherapie | 12 |
| 1.7 | Zenuwchirurgie | 14 |
| | Literatuur | 14 |
| | | |
| 2 | **Chronische progressieve lagerugpijn met uitstraling in twee dermatomen bij een 44-jarige havenarbeider** | 17 |
| | *Jef Michielsen* | |
| 2.1 | Inspectie | 18 |
| 2.2 | Functieonderzoek | 18 |
| 2.3 | Aanvullend onderzoek | 18 |
| 2.4 | Interpretatie | 19 |
| 2.5 | Therapie | 19 |
| 2.6 | Follow-up | 20 |
| 2.7 | Bespreking | 20 |
| | | |
| 3 | **Addendum: lumbago, waar komt de pijn vandaan?** | 23 |
| | *Koos van Nugteren* | |
| 3.1 | Inleiding | 24 |
| 3.2 | Nociceptieve lokale rugpijn | 24 |
| 3.3 | Somatische referred pain | 24 |
| 3.4 | Radiculaire pijn | 26 |
| 3.5 | Radiculopathie | 27 |
| 3.6 | Conclusie | 27 |
| | Literatuur | 28 |
| | | |
| 4 | **Onvermogen de rechterarm voorwaarts te heffen bij een 68-jarige man die nog graag wil tennissen** | 29 |
| | *Koos van Nugteren* | |
| 4.1 | Inspectie | 32 |
| 4.2 | Algemene palpatie | 32 |
| 4.3 | Functieonderzoek | 33 |
| 4.4 | Interpretatie | 33 |
| 4.5 | Therapie | 36 |
| 4.6 | Follow-up | 37 |
| 4.7 | Bespreking | 38 |
| | Literatuur | 39 |

## 5 Pijn aan de mediale zijde van de rechterelleboog bij een 22-jarige man ...... 41
*Koos van Nugteren*

| | | |
|---|---|---|
| 5.1 | Algemene inspectie en palpatie | 42 |
| 5.2 | Functieonderzoek en stabiliteitstests | 42 |
| 5.3 | Interpretatie | 43 |
| 5.4 | Specifieke palpatie | 43 |
| 5.5 | Rektest van de n. ulnaris | 44 |
| 5.6 | Interpretatie | 44 |
| 5.7 | Therapie | 45 |
| 5.8 | Follow-up | 47 |
| 5.9 | Bespreking | 47 |
| | Literatuur | 49 |

## 6 Impotentie na artroscopie van de linkerheup wegens onduidelijke heupklachten bij een 42-jarige man ................................................. 51
*Dos Winkel*

| | | |
|---|---|---|
| 6.1 | Interpretatie | 52 |
| 6.2 | Inspectie | 52 |
| 6.3 | Palpatie | 52 |
| 6.4 | Functieonderzoek | 52 |
| 6.5 | Interpretatie | 53 |
| 6.6 | Therapie | 54 |
| 6.7 | Follow-up | 54 |
| 6.8 | Bespreking | 55 |
| | Literatuur | 55 |

## 7 Pijn in de gluteusregio en ischialgiforme klachten bij een 34-jarige vrouw als gevolg van een val op het zitvlak ........................................ 57
*Dos Winkel*

| | | |
|---|---|---|
| 7.1 | Inspectie | 58 |
| 7.2 | Algemene palpatie | 59 |
| 7.3 | Functieonderzoek | 59 |
| 7.4 | Interpretatie | 59 |
| 7.5 | Specifieke palpatie | 60 |
| 7.6 | Therapie | 61 |
| 7.7 | Follow-up | 62 |
| 7.8 | Bespreking | 62 |
| | Literatuur | 62 |

## 8 Ruim vijf jaar bestaande tintelingen aan de laterale zijde van het bovenbeen bij een nu 36-jarige vrouw ............................................ 63
*Pat Wyffels en Luc Van Ranst*

| | | |
|---|---|---|
| 8.1 | Interpretatie | 64 |
| 8.2 | Inspectie | 64 |
| 8.3 | Algemene palpatie | 64 |
| 8.4 | Functieonderzoek | 64 |
| 8.5 | Interpretatie | 64 |
| 8.6 | Aanvullend onderzoek | 65 |

| | | |
|---|---|---|
| 8.7 | **Therapie** | 65 |
| 8.8 | **Follow-up** | 66 |

| | | |
|---|---|---|
| **9** | **Addendum: meralgia paraesthetica** | 67 |
| | *Koos van Nugteren* | |
| 9.1 | **Inleiding** | 68 |
| 9.2 | **Anatomie** | 68 |
| 9.3 | **Etiologie** | 68 |
| 9.4 | **Symptomatologie** | 69 |
| 9.5 | **Klinische tests** | 69 |
| 9.6 | **Neurografie** | 70 |
| 9.7 | **Zenuwblokkade** | 70 |
| 9.8 | **Therapie** | 71 |
| | **Literatuur** | 71 |

| | | |
|---|---|---|
| **10** | **Een in vijf dagen ontstane duimspierparese bij een 59-jarige vrouw na een wedstrijdje vangvolleybal** | 73 |
| | *Koos van Nugteren* | |
| 10.1 | **Inspectie** | 74 |
| 10.2 | **Functieonderzoek** | 74 |
| 10.3 | **Palpatie** | 75 |
| 10.4 | **Interpretatie** | 75 |
| 10.5 | **Aanvullend onderzoek** | 78 |
| 10.6 | **Therapie** | 78 |
| 10.7 | **Follow-up** | 78 |
| 10.8 | **Bespreking** | 79 |
| | **Literatuur** | 80 |

| | | |
|---|---|---|
| **11** | **Een 55-jarige man met pijn en gevoelloosheid in de rechterkuit** | 81 |
| | *Pat Wyffels* | |
| 11.1 | **Inspectie** | 82 |
| 11.2 | **Algemene palpatie** | 82 |
| 11.3 | **Functieonderzoek** | 82 |
| 11.4 | **Interpretatie** | 82 |
| 11.5 | **Interpretatie** | 84 |
| 11.6 | **Therapie** | 84 |
| 11.7 | **Follow-up** | 84 |

| | | |
|---|---|---|
| **12** | **Een 34-jarige vrouw met na een val ontstane, therapieresistente mediale kniepijn** | 87 |
| | *Dos Winkel en Marc Martens* | |
| 12.1 | **Inspectie** | 88 |
| 12.2 | **Palpatie** | 88 |
| 12.3 | **Functieonderzoek** | 88 |
| 12.4 | **Palpatie** | 88 |
| 12.5 | **Interpretatie** | 89 |

| | | |
|---|---|---|
| 12.6 | Aanvullend functieonderzoek | 89 |
| 12.7 | Therapie | 89 |
| 12.8 | Bespreking | 89 |
| | Literatuur | 91 |

## 13 Een 39-jarige langeafstandloper met pijn aan de binnenenkel, ontstaan na een val van een ladder ... 93
*Marc Martens*

| | | |
|---|---|---|
| 13.1 | Inspectie | 94 |
| 13.2 | Palpatie | 94 |
| 13.3 | Functieonderzoek | 94 |
| 13.4 | Interpretatie | 94 |
| 13.5 | Aanvullend onderzoek | 94 |
| 13.6 | Therapie | 95 |
| 13.7 | Follow-up | 95 |
| 13.8 | Bespreking | 95 |

## 14 Geleidelijk ontstane pijn in de voorvoet bij een 44-jarige vrouw ... 97
*Patty Joldersma*

| | | |
|---|---|---|
| 14.1 | Inspectie en algemene palpatie | 98 |
| 14.2 | Functieonderzoek | 98 |
| 14.3 | Specifieke palpatie | 99 |
| 14.4 | Interpretatie | 99 |
| 14.5 | Toegevoegde tests | 100 |
| 14.6 | Aanvullend onderzoek | 100 |
| 14.7 | Therapie | 100 |
| 14.8 | Follow-up | 100 |
| 14.9 | Bespreking | 101 |
| | Literatuur | 101 |

## 15 Addendum: mortonneurinoom ... 103
*Patty Joldersma*

| | | |
|---|---|---|
| 15.1 | Inleiding | 104 |
| 15.2 | Symptomatologie | 104 |
| 15.3 | Etiologie | 105 |
| 15.4 | Diagnose | 106 |
| 15.5 | Onderzoek | 106 |
| 15.6 | Differentiaaldiagnostiek | 108 |
| 15.7 | Therapie | 109 |
| | Literatuur | 110 |

## 16 Niet-dermatoomgebonden sensibiliteitsklachten van de extremiteiten bij een 21-jarige vrouw na een cervicaal trauma ... 111
*Ann Lechat en Koos van Nugteren*

| | | |
|---|---|---|
| 16.1 | Functieonderzoek | 112 |
| 16.2 | Interpretatie | 113 |
| 16.3 | Aanvullend onderzoek | 113 |

| | | |
|---|---|---|
| 16.4 | **Interpretatie** | 113 |
| 16.5 | **Therapie** | 114 |
| 16.6 | **Bespreking** | 115 |
| | **Literatuur** | 116 |

## Bijlagen

**Bijlage I Innervatie van de huid van nek, romp, arm en hand** ................. 119

**Bijlage II Innervatie van de huid van been en voet** .............................. 123

**Bijlage III Cervicale radiculopathie: vier tests** ..................................... 127

**Bijlage IV De MRC-schaal, een maat voor spierkracht** ......................... 133

**Eerder verschenen delen uit de serie Orthopedische Casuïstiek** .............. 135

**Register** ................................................................................. 137

## Lijst van auteurs

Dr. Nens van Alfen, neuroloog/klinisch neurofysioloog, Radboudumc te Nijmegen. Specialisatie: diagnostiek en behandeling van perifere zenuwletsels.

Patty Joldersma, fysiotherapeut en fitnessinstructeur te Nijmegen. Specialisatie: handrevalidatie.

Dr. Ann Lechat, orthopedisch chirurg en traumatoloog. Specialisatie: de wervelkolom.

Prof. dr. Marc Martens, orthopedisch chirurg in ruste, voorheen verbonden aan het Universitair Ziekenhuis te Antwerpen en de Eeuwfeestkliniek te Antwerpen.

Dr. Jef Michielsen, orthopedisch chirurg in het AZ Monica, Antwerpen. Consulent Universitair Ziekenhuis Antwerpen. Specialisatie: de wervelkolom.

Koos van Nugteren, fysiotherapeut in een particuliere praktijk te Nijmegen. Specialisatie: orthopedische aandoeningen.

Luc Van Ranst, manueel therapeut en sportkinesitherapeut/fysiotherapeut te Schoten, België.

Dos Winkel, orthopedisch fysiotherapeut. Oprichter van de International Academy of Orthopaedic Medicine, waarvan hij van 1978 tot maart 2005 president was.

Dr. Pat Wyffels, gepensioneerd huisarts in Halle-Zoersel, België.

# Inleiding

*Nens van Alfen en Koos van Nugteren*

**Introductie**

Het eerste hoofdstuk begint met een beschrijving van de anatomie van de perifere zenuw. Extra aandacht wordt besteed aan het verloop van fascikels (bundels) binnen de zenuw. Duidelijk wordt dat door zenuwcompressie vaak enkele fascikels beschadigd worden, terwijl de rest van de zenuw intact blijft. Dit heeft grote klinische relevantie voor het bepalen van de plaats van de laesie.

Zodra de zenuwvezels hun contact met het cellichaam verliezen, sterven zij af. Dit hoofdstuk beschrijft twee re-innervatiemechanismen: proximaal vanuit de plaats van de laesie, of distaal door middel van collaterale re-innervatie. De symptomatologie van zenuwcompressie wordt besproken, de klinische tests, de beeldvorming en de waarde van een emg-onderzoek. Vervolgens komt de fysiotherapeutische behandeling aan bod. Het hoofdstuk besluit met de operatieve behandeling na totale zenuwlaesies.

## 1.1 Anatomie van de perifere zenuw

Zenuwcellen (neuronen) bestaan uit een cellichaam en zenuwuitlopers. De uitlopers kunnen worden onderscheiden in – meestal korte – dendrieten, die prikkels naar het cellichaam toe geleiden, en lange axonen, die prikkels van het cellichaam af geleiden. Gewoonlijk heeft een zenuwcel één axon en meerdere dendrieten. In het perifere zenuwstelsel is een deel van de axonen omgeven door een myelineschede, die veelal bestaat uit verscheidene laagjes myeline die spiraalvormig rond het axon zijn gewonden. De belangrijkste functie van de myelineschede is de elektrische isolatie van de omgeving, waardoor elektrische impulsen sneller over het axon kunnen worden geleid. De prikkelgeleidingssnelheid van een dun axon zonder myelineschede is bij mensen ongeveer 3 tot 5 meter per seconde, terwijl de geleidingssnelheid van een gemyeliniseerd axon tussen de 30 en 60 meter per seconde ligt[1]. Veel dendrieten die sensorische informatie vanuit de periferie naar het spinale ganglion geleiden, zijn eveneens gemyeliniseerd: deze dendrieten zijn lang, lijken sterk op axonen en worden daarom ook vaak gewoon axonen genoemd.

Perifere zenuwen bestaan uit een variabele mix van ongemyeliniseerde en gemyeliniseerde zenuwvezels[2].

**Fascikel**     Zenuwuitlopers zijn gegroepeerd in bundels ofwel fascikels. Fascikels zijn de basiseenheden van een perifere zenuw; hierin liggen de axonen die voor een bepaald eindorgaan (spier of huid) bestemd zijn. Ieder fascikel wordt als het ware ingepakt door een perineurium bestaande uit perineurale cellen en collageen (◘ fig. 1.1). De perineurale laag is zeer dicht en vormt de bloed-zenuwbarrière. Een fascikel ligt op zijn beurt weer ingebed in bindweefsel; het *epifasculaire* epineurium. Aan de buitenzijde van de *groep* fascikels wordt dit weefsel het *epineurale* epineurium genoemd; het omgeeft de zenuw in zijn geheel. Het epineurale epineurium is anatomisch continu met het bindweefsel van omliggende structuren zoals fascie, spieren en bloedvaten. Er bestaat een aanzienlijke variatie in het aantal fascikels binnen een zenuw en de grootte van een fascikel tussen de verschillende zenuwen, maar ook tussen verschillende locaties binnen dezelfde zenuw.

Zenuwen kunnen worden onderverdeeld in monofasciculair, oligofasciculair en polyfasciculair[2]. Dat wil zeggen dat een zenuw kan bestaan uit respectievelijk één fascikel, enkele fascikels of veel fascikels. In de praktijk geldt dat hoe proximaler men de zenuw bekijkt, des te minder fascikels en bindweefsel hij bevat. Zo zijn zenuwwortels monofasciculair, de trunci van de plexus polyfasciculair en 'gewone' perifere zenuwen polyfasciculair totdat het laatste eindtakje zich afsplitst.

Zenuwvezels die een bepaald huidgebied of een bepaalde spier innerveren, liggen in de buurt van hun eindorgaan in de zenuw gewoonlijk dicht bij elkaar. Vaak blijven zij gegroepeerd binnen een fascikel, of soms vormen zij een eigen fascikel in de perifere zenuw.[1] Dit gegeven is van klinisch belang om de volgende reden: Als het innervatiegebied van een distaal gelegen zenuw exact overeenkomt met de plaats van uitval, is men snel geneigd te denken dat er letsel bestaat van deze distale zenuw. Het kan echter ook betekenen dat er sprake is van een *geïsoleerde* beschadiging van een fascikel binnen de zenuw op een meer naar proximaal gelegen

---

1 Het is nog niet duidelijk of zenuwvezels met dezelfde functie ook tot in de zenuwwortels gegroepeerd blijven.

## 1.1 · Anatomie van de perifere zenuw

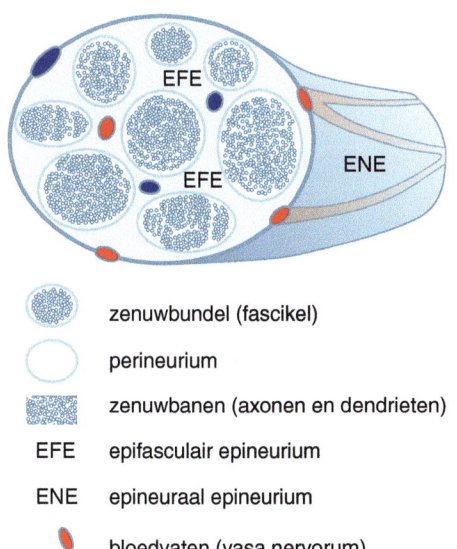

- zenuwbundel (fascikel)
- perineurium
- zenuwbanen (axonen en dendrieten)
- EFE  epifasculair epineurium
- ENE  epineuraal epineurium
- bloedvaten (vasa nervorum)

**Figuur 1.1** Vereenvoudigde voorstelling van een zenuw.

lokalisatie. Dit gegeven wordt bevestigd door nauwkeurige observatie van gelaedeerde fascikels binnen zenuwen tijdens operaties. Tegenwoordig kan dit ook met echografie (fig. 1.2 en 1.7) of MRI (fig. 1.8) zichtbaar gemaakt worden.

> **Proximale laesie – distale uitval**
> Stewart (1986)[3] bestudeerde de uitval die ontstond bij 25 personen als gevolg van n. ulnarisbeschadiging door een elleboogletsel. Opvallend vaak bleek alleen het distale innervatiegebied uitgevallen, zoals de intrinsieke handmusculatuur. Daarbij waren de eveneens door de nervus ulnaris geïnnerveerde, proximale onderarmspieren onaangetast.[2] Deze bevindingen tonen aan dat geïsoleerde uitval van een of enkele fascikels binnen een perifere zenuw mogelijk is (fig. 1.4). Voor de dagelijkse praktijk betekent dit dat een patiënt met alleen distale uitvalsverschijnselen zowel perifere als proximale zenuwbeschadiging kan hebben.

### ■ Waarom partiële beschadiging?

Het is niet helemaal duidelijk waarom bij zenuwcompressie (entrapment) zo vaak slechts een deel van de zenuw uitvalt, terwijl de rest intact blijft. Verschillende mechanismen kunnen hiervoor een verklaring zijn:[2]

**Partiële beschadiging**

- Bij een compressie van een zenuw wordt het deel dat contact maakt met het onderliggende bot het meest beschadigd.
- Sommige fascikels worden omgeven door een dikke beschermende bindweefsellaag, terwijl andere fascikels weinig bescherming genieten.

---

2  De m. flexor carpi ulnaris en de m. flexor digitorum profundus IV en V.

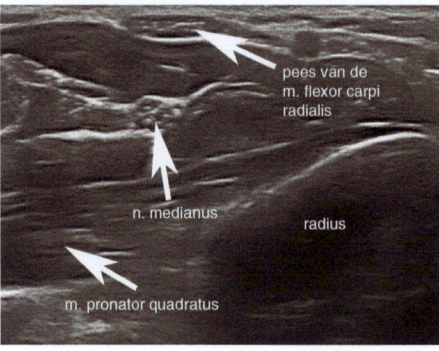

**Figuur 1.2** Transversale doorsnede van het distale deel van de onderarm, in beeld gebracht door middel van echografie. De n. medianus is duidelijk zichtbaar.

- Er worden ook bloedvaten afgekneld. Mogelijk ontstaat alleen uitval in die fascikels die als gevolg hiervan afgesloten worden van circulatie.
- In geval van traumata: de zenuw wordt voor een deel beschadigd door bijvoorbeeld een botfragment dat slechts een deel van de zenuw 'aanprikt'.

## 1.2 Conclusie

- Binnen perifere zenuwen bestaat een hoge mate van 'somatotopische organisatie', dat wil zeggen: iedere fascikel binnen de zenuw innerveert vaak één bepaalde lokalisatie in het lichaam ( fig. 1.3).
- Bij partiële uitval van een zenuw verliest een aantal fascikels binnen de zenuw zijn functie van prikkelgeleiding. Een fascikel kan in zijn geheel beschadigd zijn, terwijl de aangrenzende fascikel volledig intact is.
- Het klinisch lokaliseren van de plaats van de laesie is niet mogelijk op grond van alleen kennis over de anatomie van zenuwen; ook moet men er rekening mee houden dat fascikels binnen zenuwen selectief beschadigd kunnen zijn. Het werkelijke letsel kan daardoor proximaler gelokaliseerd zijn dan men op grond van de symptomen zou verwachten ( fig. 1.4).

## 1.3 Zenuwcompressie

Compressie van een zenuw kan op verschillende manieren ontstaan:

**Directe mechanische druk**
Heel bekend en veelvoorkomend is compressie van de spinale zenuwwortel ten gevolge van een discushernia. Directe mechanische druk van de discus veroorzaakt hierbij zenuwcompressie. Overigens zal de daaropvolgende inflammatie van het uitpuilende discusweefsel eveneens pijn en uitval veroorzaken.

Mechanische druk op een zenuw kan ook op andere manieren ontstaan: denk hierbij aan druk van buitenaf, zoals een te strakke kniebrace, of aan druk van binnenuit, zoals een fractuur waarbij een botfragment tegen een zenuw duwt.

**Verhoogde druk door zwelling**
Een ander veelvoorkomend fenomeen is verhoogde druk doordat het omringende weefsel gezwollen is. Men kan hierbij denken aan een compartimentsyndroom, een tumor, een inflammatie of infectie. Het zal duidelijk zijn dat een zwelling in een

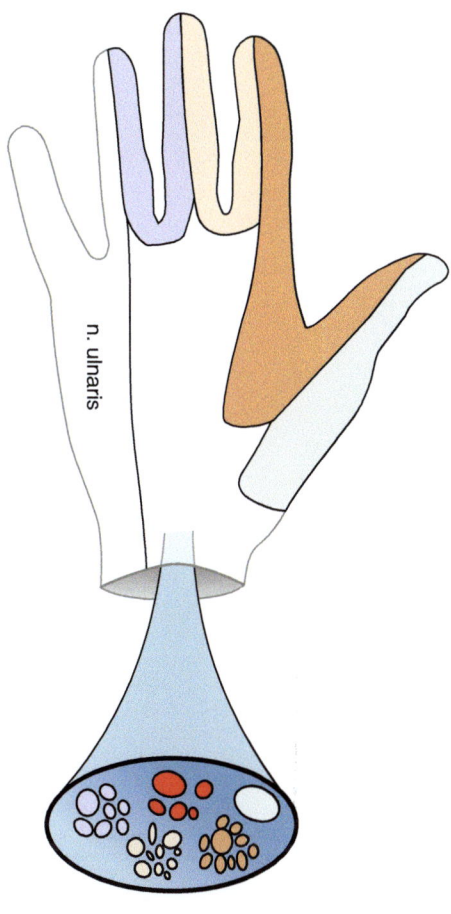

**Figuur 1.3** Schematische doorsnede van de n. medianus ter hoogte van de carpale tunnel. Zenuwvezels die een bepaald huidgebied of een bepaalde spier innerveren, bevinden zich in de zenuw gewoonlijk dicht bij elkaar. De rode fascikels bevatten motorische vezels. (Naar Steward (2003)[2])

vernauwde ruimte zoals de carpale tunnel, eerder een verhoogde druk met zenuwcompressie veroorzaakt dan een zwelling in een 'open' ruimte.

Soms kunnen naast compressie, ook biochemische processen de zenuw irriteren. Dit gebeurt vooral bij inflammatie, infectie of bloeding rond de zenuw.

**Biochemische processen**

In hoeverre compressie van de zenuw leidt tot disfunctie, hangt onder andere af van de mate van compressie, de duur ervan en het al of niet aanwezig zijn een ontsteking.

## 1.3.1 Fysiologie van compressie

Bij beknelling van een zenuw wordt eerst de veneuze afvoer van bloed in het perineurium belemmerd. Dit veroorzaakt stuwing en oedeem in het zenuwweefsel, wat uiteindelijk de normale doorbloeding op haarvaatjesniveau gaat verstoren. Het

**Veneuze afvoer**

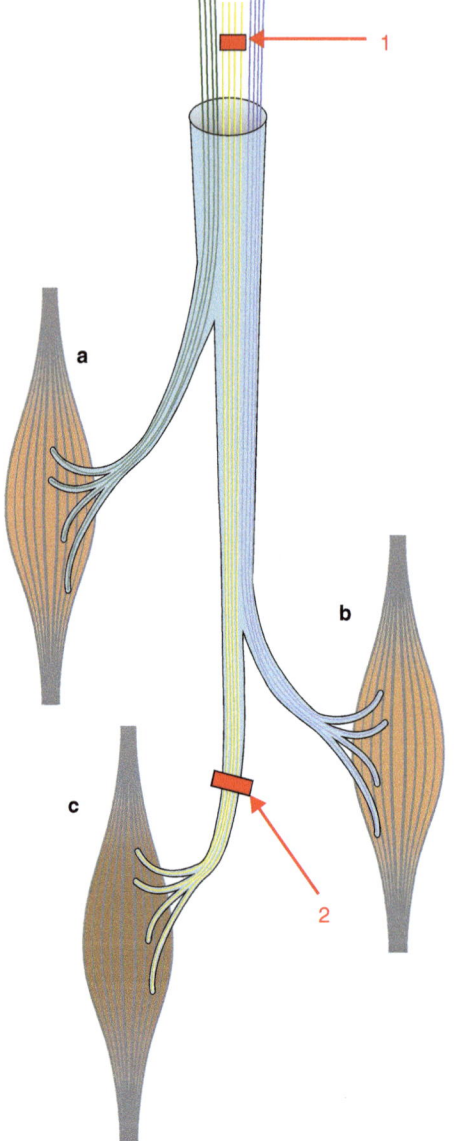

**Figuur 1.4** Uitval van een distaal gelegen spier (c) kan het gevolg zijn van een proximale partiële zenuwlaesie (*pijl 1*) of van een distale laesie (*pijl 2*). Dit komt doordat fascikels binnen een zenuw selectief beschadigd kunnen zijn. (Naar Steward (2003)[2])

gevolg is zuurstofgebrek en disfunctie van de zenuw. Er is ongeveer 30 mmHg nodig om de veneuze circulatie tot stilstand te brengen. Dit mechanisme van veneuze stuwing veroorzaakt in veel gevallen kenmerkende nachtelijke pijn en tintelingen. Dit komt doordat de veneuze bloedstroom 's nachts op bed minder is dan bij activiteit overdag. Dit fenomeen wordt nog eens versterkt als de patiënt op de aangedane extremiteit ligt. Hierdoor kan de veneuze druk onder een kritische drempelwaarde komen, waardoor zuurstofgebrek in de zenuw ontstaat. Het carpaletunnelsyndroom is een goed voorbeeld hiervan: patiënten met deze aandoening worden 's nachts vaak wakker met pijn en tintelingen in de hand en vingers. Door met de hand in de vrije ruimte te bewegen verdwijnen deze symptomen meestal weer snel.

Als de druk groter wordt, zal er ook rechtstreekse compressie van eerst de myelineschede en vervolgens de axonen in een fascikel plaatsvinden. Het is een mechanische kwestie: hoe groter de druk, des te meer structuren beschadigd raken. *Directe compressie*

De mate van schade wordt beschreven in de al sinds 1951 bestaande sunderlandclassificatie[4] voor de ernst van zenuwschade. De volgende gradaties worden beschreven. *Sunderland-classificatie*

1. Alleen beschadiging van de myelineschede (door blokkeren van de veneuze afvloed of rechtstreekse druk) geeft een neurapraxie: ◘ fig. 1.5a. Dit herstelt zich meestal in 4 tot 8 weken. *Neurapraxie*
2. Als ook de axonen zelf in de verdrukking komen, is er sprake van een lokale onderbreking van deze zenuwuitlopers: dat heet een axonotmesis: ◘ fig. 1.5b. Herstel van de gelaedeerde axonen duurt maanden tot jaren. *Axonotmesis*
3. Er is een laesie van zenuwvezels, maar het perineurium en epineurium zijn intact. Spontaan herstel is mogelijk. *Laesie van zenuwvezels*
4. Er is een laesie van de zenuw waarbij alleen het epineurium intact gebleven is. Een operatie is meestal noodzakelijk. *Laesie van zenuwvezel en perineurium*
5. Als de hele zenuw/alle structuren door zijn, is er sprake van een neurotmesis: ◘ fig. 1.5c. Oorzaak is meestal een rechtstreekse traumatische beschadiging, zoals bij een snijwond of zodanige overrekking dat de hele zenuw in de lengterichting uiteen getrokken wordt. Een operatie is noodzakelijk om nog kans te maken op re-innervatie. Een neurotmesis ontstaat nooit door chronische compressie van de zenuw, zoals bij een hernia of stenose van een foramen intervertebrale. Druk door deze mechanismen is niet voldoende om alle bindweefselstructuren af te snijden. *Neurotmesis*

## 1.4 Re-innervatie

Na denervatie van spier of huid kan herstel op twee manieren plaatsvinden:
1. Binnen in de spier of de huid, vanuit aangrenzende nog intacte axonen; men noemt dit collaterale re-innervatie.
2. Proximaal vanuit de gelaedeerde zenuwstomp. Men noemt dit proximale re-innervatie.

### 1.4.1 Collaterale re-innervatie

Gedenerveerde spieren – en waarschijnlijk ook gedenerveerde huid – geven chemotactische[3] stoffen af waar axonen naartoe groeien. Dit kan na een letsel vanuit de zenuwstomp gebeuren, (proximale re-innervatie), maar vaker treedt herstel op door collaterale re-innervatie vanuit nog intacte axonen in de buurt van het eindorgaan.

---

3 Chemotaxie: migratie van een cel tegen de concentratiegradiënt in, in de richting van een chemoattractant.

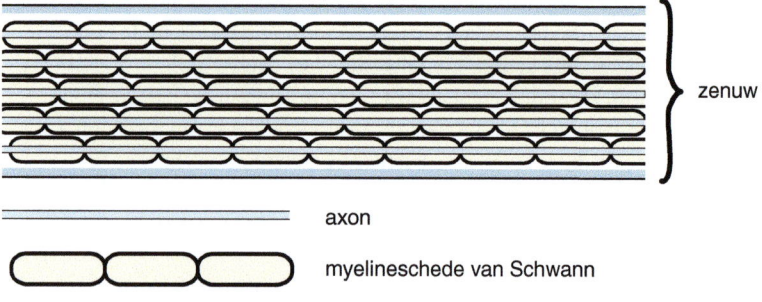

axon

myelineschede van Schwann

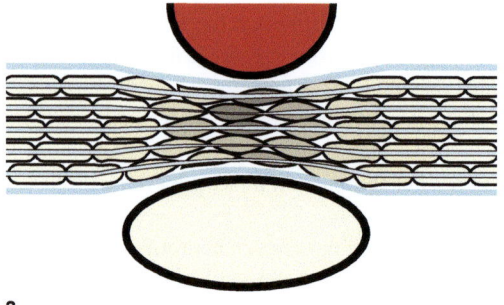

*neurapraxie:*
alleen beschadiging van de myelineschede (door blokkeren veneuze afvloed of door rechtstreekse druk); herstel duurt vier tot acht weken.

a

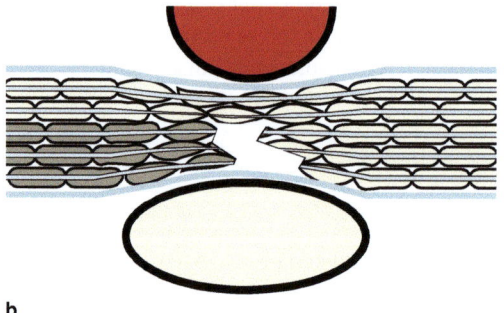

*axonotmesis:*
er is sprake van een lokale onderbreking van de axonen; het distale deel van de onderbroken axon sterft af. re-innervatie is mogelijk; herstel kan jaren duren.

b

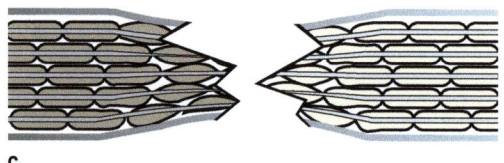

*neurotmesis:*
als de gehele zenuw ofwel alle structuren door zijn, dan is sprake van een neurotmesis: deze herstelt niet spontaan; zonder behandeling sterft het distale deel af.

c

**Figuur 1.5** Vereenvoudigde illustratie van zenuwletsels, graad 1, 2 en 5.

## 1.4 · Re-innervatie

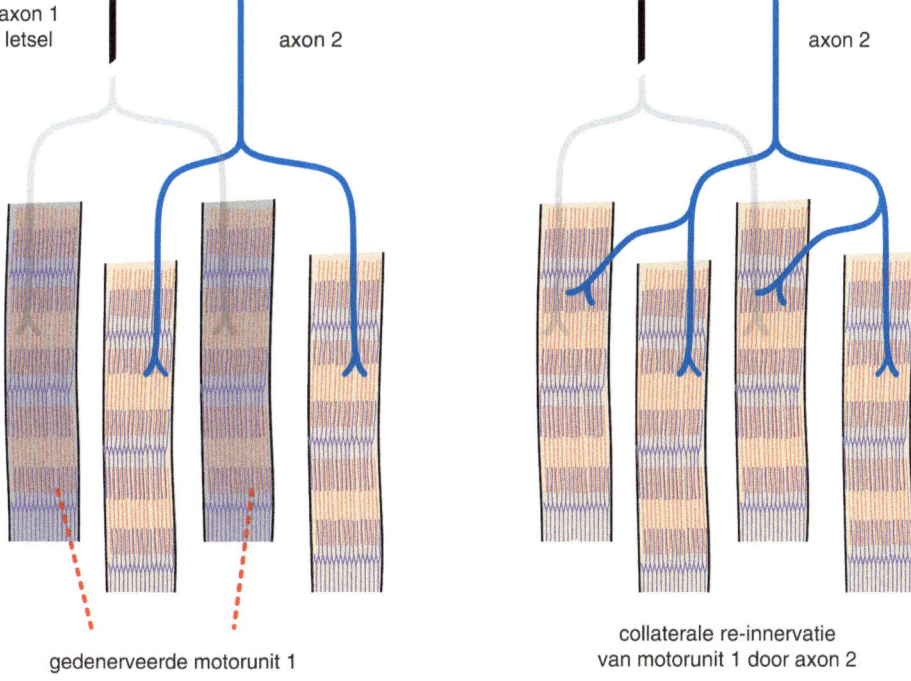

**Figuur 1.6** Door collaterale re-innervatie binnen een spier neemt het aantal spiervezels dat per axon wordt geïnnerveerd toe. De motorunits worden dus groter.

Perisynaptische schwanncellen spelen een rol bij het neurologisch overbruggen van de geïnnerveerde naar de niet-geïnnerveerde eindplaten[5, 6, 7]. Collaterale re-innervatie geschiedt, evenals proximale re-innervatie, met een snelheid van circa 1 à 2 mm/dag, maar de afstand is heel kort; herstel zie je vaak al 2 tot 3 maanden na het zenuwletsel optreden. Pas als ongeveer 3/4 of meer van de axonen in een fascikel kapot zijn, wordt het onmogelijk om het hele eindorgaan collateraal te re-innerveren. Hiervoor zijn dan te weinig aangrenzende intacte axonen voorhanden. In dat geval moet men wachten op proximale re-innervatie vanuit de plaats van het letsel.

Door collaterale re-innervatie binnen een spier, neemt het aantal spiervezels dat per axon wordt geïnnerveerd toe. De motorunits worden dus groter (fig. 1.6).

### 1.4.2 Proximale re-innervatie

Als een spier volledig paretisch is en er geen motorunits meer worden geïnnerveerd, is herstel van de spier alleen nog mogelijk door proximale re-innervatie vanuit de plaats van het zenuwletsel. De tijd die hiervoor nodig is, is afhankelijk van de lengte die het nieuwe axon moet afleggen vanaf de plek van de schade naar zijn doel (spier of huid). De snelheid van deze vorm van re-innervatie is evenals die van collaterale re-innervatie 1 tot 2 mm per dag.

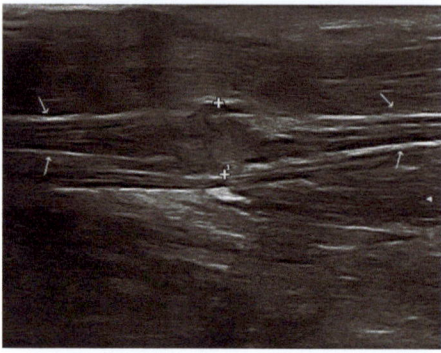

**Figuur 1.7** Echografie van een neurinoom, zichtbaar tussen de +markers. De pijlen laten het proximale en distale zenuwverloop zien naast te laesie.

## 1.5 Symptomatologie

De symptomen bij zenuwcompressie lopen op naarmate meer compressie plaatsvindt, maar dit gebeurt niet analoog aan bovenstaande indeling van zenuwschade. Symptomen doorlopen meestal onderstaande volgorde:
1. Tintelen in het verzorgingsgebied van de zenuw.
2. Uitstralende – vaak schietende of branderige – pijn.[4]
3. Sensibele uitval.
4. Motorische uitval.

Bovenstaande symptomen kunnen al voorkomen bij een 'exclusief' myelineprobleem (neurapraxie). Als er axonale schade ontstaat, veranderen de pijn en paresthesieën soms niet, maar wordt vooral de uitval erger.

Bij een zenuw die meteen helemaal 'door' is, heb je meestal alleen uitval zonder pijn. Paresthesieën worden soms kortdurend gevoeld direct na het letsel. Sommige mensen krijgen in een latere fase wel pijn bij een totale doorsnijding, maar dat is dan meestal deafferentiatie[5] of fantoompijn, waarvan we aannemen dat de oorzaak in een disbalans in input in het centrale zenuwstelsel ligt en niet zozeer in het beschadigde perifere deel zelf.

**Neurinoom**

Later kan er bij regeneratie van de zenuwstomp een neurinoom (of neuroom) ontstaan (fig. 1.7). De doorgroei van zenuwvezels vindt dan chaotisch plaats rond de plaats van de laesie en er ontstaat een soort prop van zenuwweefsel. Het gebeurt vooral bij zenuwlaesies van Sunderland graad IV: hierbij is de omhulling van de zenuw, het epineurium, nog (deels) intact gebleven, maar de continuïteit binnen de zenuw is verbroken. Binnen de omhulling vormt zich littekenweefsel dat een belemmering vormt voor doorgroei van axonen naar het distale deel van de laesie. De groeiende axonen zijn dan als het ware de juiste weg kwijt, wat de re-innervatie belemmert. Men noemt een dergelijke prop van littekenweefsel en axonen ook wel een *neuroma in continuity*' ofwel een NIC.

---

4　Schietende pijn wordt meestal in de acute fase gevoeld, branderige pijn na wat langere tijd.
5　Deafferentiatie: waarnemingen of prikkels worden minder goed verwerkt. Dit komt ook voor bij dove of blinde mensen.

## 1.5 · Symptomatologie

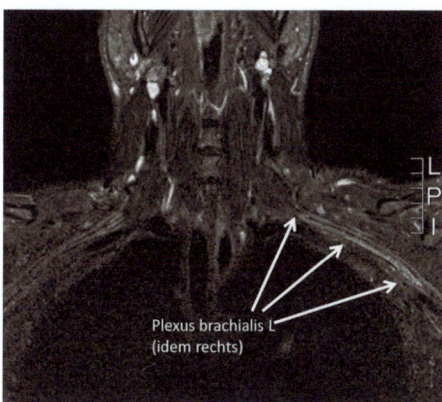

**Figuur 1.8** MRI-opname van de – rechts afgebeelde – linker plexus brachialis (*pijlen*). Een dergelijk MRI-onderzoek wordt een MRI-neurografie genoemd. De rechter plexus brachialis is eveneens zichtbaar maar niet met pijlen aangegeven.

Aanraking van zo'n neurinoom is bij ongeveer een kwart van de patiënten pijnlijk. Bij de anderen levert aanraking vooral paresthesieën op die ook als pijnlijk of vervelend beleefd kunnen worden.

Zo kan het gebeuren dat jaren na een zenuwlaesie opnieuw pijn ontstaat ter plaatse van het letsel.

### 1.5.1 Klinische tests voor perifeer zenuwletsel

Klinische tests bestaan uit:
- Het testen van de sensibiliteit.
- Het testen van de reflexen.
- Het testen van de spierkracht.
- Neurodynamische tests: bijvoorbeeld de proef van Lasègue.

### 1.5.2 Beeldvorming en EMG

De meeste perifere zenuwen kunnen goed in beeld worden gebracht met aanvullend onderzoek. Zenuwechografie is een sensitieve techniek om focale afwijkingen af te beelden in de extremiteiten en hals, zoals compressieneuropathieën en ontstekingen. Alleen diep gelegen zenuwen zijn echografisch lastig met voldoende kwaliteit in beeld te brengen. Voor deze zenuwen (zoals de lumbosacrale plexus en n. ischiadicus) is MRI-neurografie geschikt. Ook de plexus brachialis kan met MRI-neurografie goed in beeld worden gebracht (fig. 1.8). Deze techniek is momenteel echter alleen nog maar in gespecialiseerde centra voorhanden. Gewone röntgenfoto's of CT-scans hebben onvoldoende resolutie om zenuwen af te beelden, maar kunnen wel informatie geven over de omgeving van de zenuwen.

Naast beeldvorming wordt de functie van zenuwen meestal met EMG onderzocht. EMG bestaat uit een combinatie van zenuwgeleidingsonderzoek (elektroneurografie) en naaldonderzoek van de spieren (elektromyografie). Bij zenuwgeleidingsonderzoek

*Echografie*

*MRI-neurografie*

*EMG*

☐ **Tabel 1.1** Waarbij heeft EMG bewezen nut? Sensitiviteit en specificiteit van EMG-onderzoek zoals beschreven in de literatuur.

|  | sensitiviteit | specificiteit |
|---|---|---|
| carpaletunnelsyndroom | 95% | 98% |
| polyneuropathie | 97% | 100% |
| radiculopathie | 66% | 92% |
| myopathie | 75% | 80% |
| voorhoornlijden (ALS) | 61% | 96% |
| intraoperatieve bewaking | 46% | 73% |

wordt de te onderzoeken zenuw op verschillende plaatsen elektrisch geprikkeld zodat een actiepotentiaal wordt opgewekt. De actiepotentiaal wordt met afleidelektroden geregistreerd elders op de zenuw (sensibel geleidingsonderzoek, of op de door de zenuw geïnnerveerde spier (motorisch geleidingsonderzoek). De snelheid waarmee de actiepotentiaal zich voortplant en de hoogte en vorm van het opgevangen signaal zeggen iets over de kwaliteit van de zenuw. Trage geleidingssnelheden geven aan dat er iets mis is met de myelineschedes van de axonen, terwijl lage amplitudes van de responsen wijzen op verlies van de axonale functie zelf. Met name voor (multi)focale of zeer proximale zenuwafwijkingen is de betrouwbaarheid van EMG-onderzoek sterk afhankelijk van de kwaliteit van het klinische vooronderzoek en de vraagstelling. Als de aanvrager goed weet aan te geven welke zenuwen, huidgebieden en spieren klinisch aangedaan zijn, kan de arts die het EMG uitvoert gericht meten en is de kans op het detecteren van de afwijkingen hoog. Zonder deze informatie is de kans op het missen van relevante afwijkingen bij (multi)focale afwijkingen niet gering. ☐ Tabel 1.1 toont de sensitiviteit en specificiteit van EMG-onderzoek voor verschillende aandoeningen.

Voor traumatisch perifeer zenuwletsel en plexopathie is niet bekend hoe hoog de sensitiviteit en specificiteit zijn.

## 1.6 Fysiotherapie/kinesitherapie

Als fysiotherapie wordt voorgeschreven bij perifeer zenuwletsel, bestaat deze vaak – ten onrechte – alleen uit krachttraining van de nog werkende motorunits. Belangrijker dan krachttraining zijn coördinatie- en techniektraining evenals laag belaste duurtraining.

### 1.6.1 Krachttraining

De vraag is of krachttraining van partieel gedenerveerde spieren verstandig is. Men zou verwachten dat het trainen van de nog functionerende spiervezels zinvol is omdat daarmee de kracht van de nog functionerende spiervezels toeneemt. Er zit echter een keerzijde aan. Onderzoek op ratten toonde aan dat bij langdurig trainen van *partieel* gedenerveerde spieren de mate van collaterale re-innervatie aanzienlijk verminderde. Dit gold vooral voor spieren waarvan er nog maar weinig motorunits intact warenn. Het 'trainen' door middel van elektrische stromen heeft hetzelfde nadelige effect,[8] hoewel niet alle literatuur hierover eenduidig is[9, 10]. Alleen in uitzonderlijke gevallen kan elektriseren zinvol zijn (zie kader). Krachttraining en/of elektriseren van een partieel gedenerveerde spier wordt dus in de meeste gevallen afgeraden. *Totaal* gedenerveerde spieren kunnen niet worden getraind omdat er geen werkende motorunits meer aanwezig zijn. Absolute rust remt overigens ook het proces van collaterale re-innervatie[5]. Normaal afwachtend beleid waarbij normaal functioneel wordt bewogen, lijkt voor het proces van collaterale re-innervatie nog het best uit te pakken.

> **Elektriseren**
>
> Elektriseren van spieren wordt soms toegepast voor behoud van spiervolume. Dat ziet er beter uit en kan bij uitval van het centrale zenuwstelsel, bijvoorbeeld een dwarslaesie, zinvol zijn om een metabool orgaan te behouden: spieren houden het lichaam warm.
>
> Een andere reden om te elektriseren is behoud van elektrische prikkelbaarheid in geval van een totaal gedenerveerde spier: dit is van belang als men in een later stadium de zenuw operatief wil herstellen met een zenuwgraft en zeker wil weten dat er ook na 1–2 jaar nog elektrisch prikkelbaar spierweefsel over is in plaats van alleen littekenweefsel.
>
> Voor partieel gedenerveerde spieren waarvan de verwachting is dat de zenuw spontaan herstelt, werkt elektriseren waarschijnlijk contraproductief, omdat het signaal voor re-innervatie vanuit de spier naar de zenuw toe, wordt onderdrukt.

### 1.6.2 Duurtraining

Duurtraining kan zinvol zijn om snelle vermoeidheid van de nog werkende spiervezels te verminderen. De dosering van duurtraining dient daarbij in het algemeen zeer laag te zijn; dit is nodig om langdurige herhaling van contracties mogelijk te maken. Partieel gedenerveerde spieren hebben immers minder motorunits dan normaal om de spier te laten contraheren. Afwisseling van contractie tussen de verschillende motorunits is dus minder goed mogelijk. Dit gegeven geldt eveneens nadat collaterale re-innervatie van de spier heeft plaatsgevonden: de motorunits zijn dan weliswaar groter dan voorheen, maar het *aantal* units is juist *kleiner* dan normaal. Afwisseling van contractie tussen de verschillende delen van een collateraal gere-innerveerde spier is dus eveneens minder goed mogelijk. Het uithoudingsvermogen neemt hierdoor af.

### 1.6.3 Coördinatie/techniek

Oefentherapie heeft vooral zin als het bedoeld is om de patiënt te begeleiden bij het oplossen of verminderen van functionele problemen. Na een perifeer zenuwletsel verlopen bewegingen vaak minder efficiënt en minder vloeiend dan men zou willen, ook als er – al of niet partieel – herstel heeft plaatsgevonden. In veel gevallen moeten bewegingen op een andere manier worden uitgevoerd dan men gewend was. Het is de taak voor de fysiotherapeut/kinesitherapeut om oefeningen en methoden aan te bieden die de patiënt leren om met weinig krachtsinspanning dagelijkse functionele bewegingen uit te voeren.

## 1.7 Zenuwchirurgie

Als er geen verbinding meer is tussen de gelaedeerde zenuwuiteinden, is een operatie noodzakelijk om herstel mogelijk te maken. Er zijn verschillende technieken mogelijk[2].

- Epineurale hechting: hierbij wordt alleen de omhulling van de zenuw, het epineuraal epineurium, gehecht. De chirurg moet hierbij de overeenkomende fascikels en bloedvaten zoveel als mogelijk is tegenover elkaar plaatsen alvorens de hechtingen te zetten. Het verkeerd 'uitlijnen' van de fascikels vermindert het resultaat aanzienlijk.
- Hechting van het interfasciculair epineurium: microscopische chirurgie maakt het mogelijk om groepen fascikels onderling te hechten zodat er meer kans is dat axonen de juiste weg naar het eindorgaan vinden.
- Hechting van de aanwezige fascikels binnen de zenuw: hierbij moeten minuscule hechtingen worden gezet in het perineurium, een tijdrovende en technisch moeilijke bezigheid. Een ander nadeel is dat direct door de operatie of door littekenvorming na de operatie axonen beschadigd raken.
- Zenuwtransplantatie door toepassing van een autograft: een lichaamseigen zenuw wordt gebruikt om de afstand tussen de zenuwuiteinden te overbruggen. Dit gebeurt als een deel van de zenuw verloren is gegaan. Meestal gebruikt men als autograft de n. suralis uit de kuit. Soms zijn verschillende stukken zenuw van dezelfde autograft nodig om alle fascikels weer aan elkaar te hechten.

**Literatuur**

1. Wolters EC, Groenewegen HJ. Neurologie. Houten: Bohn Stafleu Van Loghum; 2001.
2. Stewart JD. Peripheral nerve fascicles: anatomy and clinical relevance. Muscle Nerve. 2003;28(5):525–41.
3. Stewart JD. The variable clinical manifestations of ulnar neuropathies at the elbow. J Neurol Neurosurg Psychiatry. 1987;50(3):252–8.
4. Sunderland S. A classification of peripheral nerve injuries producing loss of function. Brain. 1951;74(4):491–516.
5. d'Houtaud S, Buffenoir K, Sztermer E, Giot JP, Wager M, Lapierre F, Rigoard P. Mechanisms controlling axonal sprouting at the neuromuscular junction. Neurochirurgie. 2009;55(Suppl 1):S63–8. doi:10.1016/j.neuchi.2008.05.005. Epub 2009 Feb 14.
6. Son YJ, Thompson WJ. Nerve sprouting in muscle is induced and guided by processes extended by Schwann cells. Neuron. 1995;14(1):133–41.
7. Tam SL, Gordon T. Neuromuscular activity impairs axonal sprouting in partially denervated muscles by inhibiting bridge formation of perisynaptic Schwann cells. J Neurobiol. 2003;57(2):221–34.

8. Tam SL, Archibald V, Jassar B, Tyreman N, Gordon T. Increased neuromuscular activity reduces sprouting in partially denervated muscles. J Neurosci. 2001;21(2):654–67.
9. Willand MP, Holmes M, Bain JR, Fahnestock M, De Bruin H. Electrical muscle stimulation after immediate nerve repair reduces muscle atrophy without affecting reinnervation. Muscle Nerve. 2013;48(2):219–25.
10. Dow DE, Cederna PS, Hassett CA, Dennis RG, Faulkner JA. Electrical stimulation prior to delayed reinnervation does not enhance recovery in muscles of rats. Restor Neurol Neurosci. 2007;25(5–6):601–10 .

# Chronische progressieve lagerugpijn met uitstraling in twee dermatomen bij een 44-jarige havenarbeider

*Jef Michielsen*

**Introductie**

Deze casus toont het kenmerkende verhaal van een patiënt die al jaren last heeft van zijn rug. Het begint met een acute spitaanval. In de loop van de jaren gebeurt dit meerdere malen. Na tien jaar straalt de pijn ook uit in het been. Dan krijgt hij opeens problemen met wandelen: het looppatroon is verstoord door krachtsverlies in het been.

> Een 44-jarige havenarbeider had een voorgeschiedenis van chronische laag-lumbale rugklachten met acute episoden, waarbij sinds enkele jaren de pijn progressief was. De pijn werd steeds lokaal onderin de lumbale wervelkolom gevoeld.
> Na circa tien jaar van wisselende lokale rugpijn ging de pijn ook uitstralen naar de linkerbilregio, het posterieure aspect van het bovenbeen, tot in de kuit. De uitstraling werd begeleid door een gevoel van paresthesieën. Ongeveer vier maanden na het begin van de uitstralende rugpijn merkte de patiënt dat het lopen op de hielen lastig werd.
> Hij kreeg al geruime tijd fysiotherapie, echter zonder enig resultaat. Medicatie in de vorm van analgetica en niet-steroïde antiflogistica deed de pijn enigszins verminderen.

## 2.1 Inspectie

We zien een stevig gebouwde man. Lichte (antalgische?) deviatie naar links. Het looppatroon is verstoord. Er is sprake van een klapvoet links.

## 2.2 Functieonderzoek

- Lopen op de hiel is links onmogelijk.
- Op de tenen lopen is echter normaal.
- Bij het vooroverbuigen ontstaat een grote uitwijkbeweging naar links. De beweging is tevens pijnlijk en fors beperkt.
- Extensie is pijnlijk maar nauwelijks beperkt.
- Er is een positieve test volgens Lasègue bij 60° met pijn in het posterieure aspect van het linkerbovenbeen.
- De test volgens Bragard (voet in extensie tijdens het gestrekt heffen van het been) doet de pijn toenemen: zie ◘ fig. 2.1.
- Het bowstring sign is positief: op het moment dat de pijn tijdens het gestrekt heffen van het been ontstaat, wordt de knie licht geflecteerd om de pijn te verminderen. Dan wordt met een vinger de n. tibialis in de knieholte aangehaakt en daardoor gerekt, waardoor de radiculaire pijn weer gereproduceerd wordt.
- Weerstandstests tonen een duidelijk verminderde kracht van de extensie van de grote teen links (kracht 2+), terwijl de eversiekracht (n. extensor digitorum longus) vrijwel afwezig is (1+).
- Sensibiliteitsonderzoek toont een hypo-esthesie van de dermatomen L5 én S1. De reflexen zijn overigens normaal.

## 2.3 Aanvullend onderzoek

- Conventionele radiografie van de lumbale wervelkolom toont een geringe vernauwing van de tussenwervelruimten L4-L5 en L5-S1.

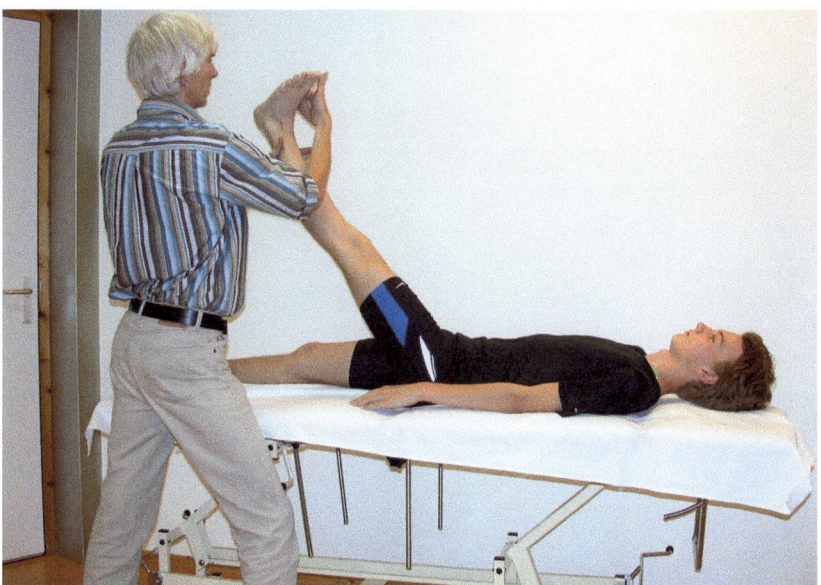

**Figuur 2.1** De test volgens Bragard.

– Computertomografisch onderzoek toont een grote posterolaterale discushernia links, op het niveau L4-L5 met een opstijgende component achter het wervellichaam van L4 en met compressie van de wortel L5. Er is tevens een afdalende component achter het wervellichaam van S1 met compressie van de wortel van S1 (fig. 2.2 en 2.3).

## 2.4 Interpretatie

De patiënt heeft een motorische uitval van de wortel van L5 links die zich vooral manifesteert in een parese van de m. extensor hallucis longus en van de eversoren van de voet.

| Diagnose | | |
|---|---|---|
| Gesekwestreerde discushernia van discus L4-L5 met compressie van de spinale zenuw L5 en S1. | | |

## 2.5 Therapie

Gezien het feit dat er twee wortels gecomprimeerd werden, in combinatie met de heftige pijn, besloot men tot een operatieve behandeling. Op de klassieke manier werd een microdiscectomie uitgevoerd, waarbij de sekwestratie werd bevestigd en volledig verwijderd.

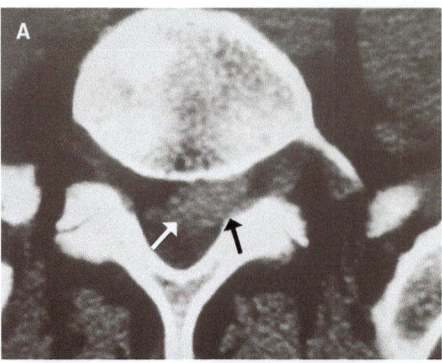
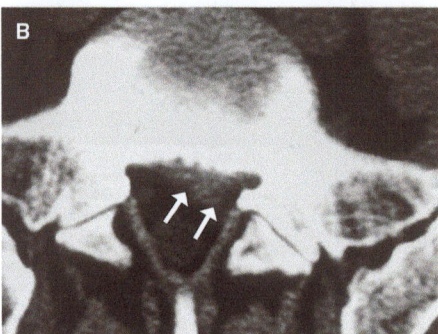

**Figuur 2.2** **A**: Computertomografie L4-L5 toont een grote posterolaterale discushernia links, waardoor de wortel L5 ernstig gecomprimeerd wordt. **B**: Computertomografie L5-S1 toont de afdalende component van de gesekwestreerde discusprolaps L4-L5, waardoor tevens de wortel S1 gecomprimeerd wordt.

## 2.6 Follow-up

De pijnklachten ter hoogte van het been zijn de dag na de operatie volledig verdwenen. Wel blijft er laag-lumbaal lichte lokale pijn bestaan, die voor de patiënt echter goed draaglijk is en die vooral optreedt bij lichte rotatiebewegingen.

Drie maanden na de operatie is de kracht van de musculatuur volledig normaal. Er bestaat nog een lichte hypo-esthesie in het L5-gebied.

## 2.7 Bespreking

Deze casus toont hoe een betrekkelijk onschuldige rugpijn kan evolueren tot een ernstige discushernia. Interessant hierbij is hoe de symptomen in de loop van de tijd veranderen. Eerst is sprake van lokale rugpijn gevolgd door acute spitaanvallen, vervolgens na tien jaar wordt de pijn ook gevoeld in de bil, dan in het been en ten slotte ontstaat een verlamming van beenmusculatuur.

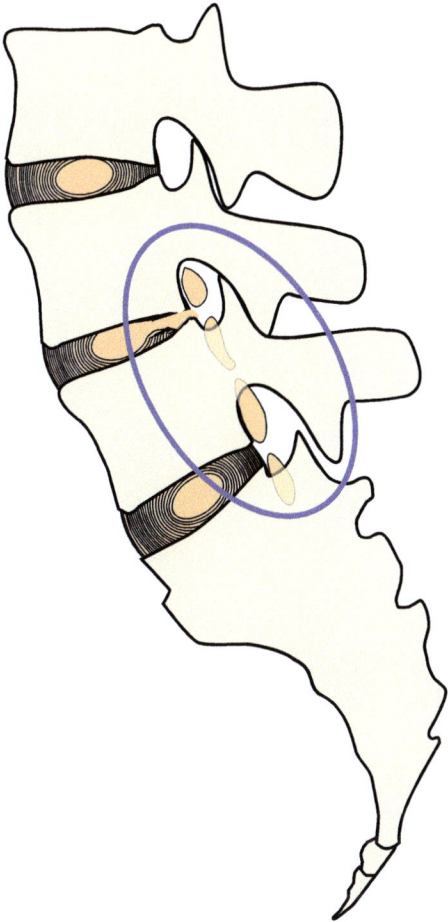

**Figuur 2.3** Vereenvoudigde illustratie van sekwesters afdalend tot achter het wervellichaam van S1 bij een L4-L5 discushernia.

Als de zenuwcompressie operatief verholpen wordt, kunnen er toch nog lagerugklachten blijven bestaan of later weer terugkeren aangezien de kwaliteit van de discus door de operatie niet verandert: de discopathie blijft immers bestaan.

Het addendum (zie ▶ H. 3) gaat dieper in op het ontstaansmechanisme van lokale rugpijn, uitstralende rugpijn, en neurologische uitval.

# Addendum: lumbago, waar komt de pijn vandaan?

*Koos van Nugteren*

### Introductie

Over rugpijn, al of niet met uitstraling in de benen, zijn talloze publicaties verschenen. Er is veel over bekend, maar we weten niet alles honderd procent zeker. Daarom wordt binnen de fysiotherapie nog steeds de term 'aspecifieke rugpijn' gehanteerd, wat eigenlijk wil zeggen dat we niet weten waar de pijn vandaan komt. Pas als er neurologische verschijnselen in het been optreden, noemen we de aandoening specifiek en wordt deze meestal hernia nuclei pulposi genoemd.

Dit addendum beschrijft welke weefselstructuren in de lumbale wervelkolom pijn kunnen veroorzaken en waar de pijn kan worden gevoeld. Pijn ontstaat namelijk niet altijd daar waar het weefsel wordt geprikkeld. Uiteraard wordt ook ingegaan op de symptomen die ontstaan door compressie van de spinale zenuw. Het addendum toont dat we inmiddels meer weten dan de term 'aspecifieke rugklachten' suggereert.

## 3.1 Inleiding

De symptomen van rugpijn kunnen individueel enorm verschillen. Dit geldt zowel voor het karakter van de rugpijn als de locatie waar de pijn wordt gevoeld. Met moet zich realiseren dat verschillende ontstaansmechanismen rugpijn kunnen veroorzaken. Welk weefsel precies is aangedaan, is door beeldvorming vaak niet met zekerheid vast te stellen. Een goede anamnese en goed klinisch onderzoek zijn minstens zo belangrijk voor het stellen van een weefselspecifieke diagnose. Bij de anamnese kan men vaststellen waar en wanneer pijn wordt gevoeld. Verder inventariseert men wat het karakter van de pijn is, bijvoorbeeld: lokale doffe rugpijn of schietende pijn in het been. Bij het klinisch onderzoek let men vooral op neurologische symptomen.

Gebleken is dat men onderscheid kan maken tussen verschillende vormen van pijn, veroorzaakt door verschillende subvormen van pathologie van de lumbale wervelkolom.

## 3.2 Nociceptieve lokale rugpijn

Als een schadelijke prikkel wordt gedetecteerd door pijnsensoren, wordt deze normaliter ervaren als lokale pijn. Dat geldt ook voor schadelijke prikkels op locaties in de lumbale wervelkolom.

De achterwand van de tussenwervelschijf is een belangrijke bron van nociceptieve pijn; er bevinden zich veel pijnsensoren. Irritatie van de achterwand van de discus veroorzaakt in het algemeen doffe, zeurende lagerugpijn. Een acuut letsel van de achterwand (een spitaanval) veroorzaakt hevige rugpijn.

Andere structuren met pijnsensoren zijn: facetgewrichten, ligamentum longitudinale posterius, de dura mater en de sacro-iliacale gewrichten. Prikkeling vanuit deze structuren kan eveneens nociceptieve lokale rugpijn veroorzaken (zie ◘ fig. 3.1)[1].

## 3.3 Somatische referred pain

Somatische referred pain[1] betreft een pijn die niet wordt gevoeld ter plaatse van de pijnprikkel maar elders in het lichaam. Deze uitstralende pijn komt meestal bovenop de nociceptieve lokale rugpijn en wordt eveneens veroorzaakt door irritatie van weefsel binnen de disci, in de facetgewrichten, de dura of de sacro-iliacale gewrichten. Deze pijn wordt dikwijls gevoeld in beide benen, is diffuus en komt niet overeen met het segmentale niveau van de plaats van prikkeling. Het komt wel overeen met alle niveaus die de plaats van prikkeling innerveren. Zo kan druk op de dura mater, bijvoorbeeld door een discusprotrusie, pijn veroorzaken die zich niet voltrekt volgens de segmentale wetten; de pijn wordt dan multisegmentaal (◘ fig. 3.2), en soms ook bilateraal gevoeld. Dit noemt men extrasegmentale pijn ofwel somatische referred pain.

---

1 Nota bene: *Somatische* referred pain moet worden onderscheiden van *visceral* referred pain. In dat laatste geval wordt de pijn veroorzaakt door orgaanstoornissen. Voorbeeld: linkszijdige armpijn bij disfunctie van het hart.

## 3.3 · Somatische referred pain

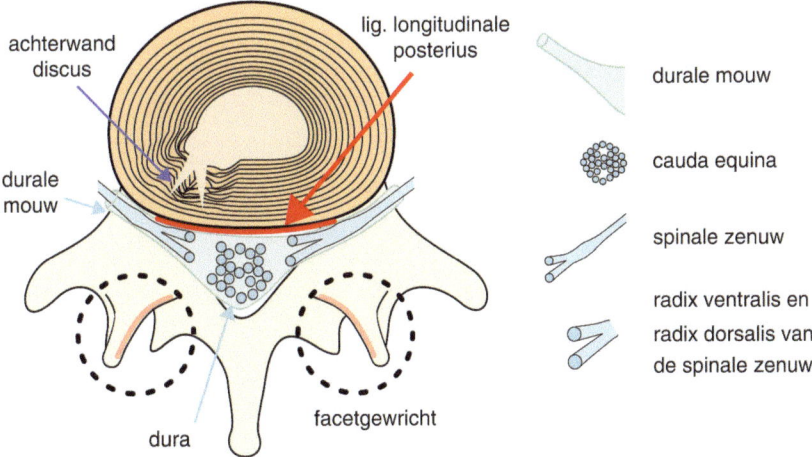

**Figuur 3.1** De pijlen en de cirkels tonen structuren waar zich nociceptieve sensoren bevinden. Prikkeling hiervan kan lokale rugpijn veroorzaken en/of somatische referred pain.

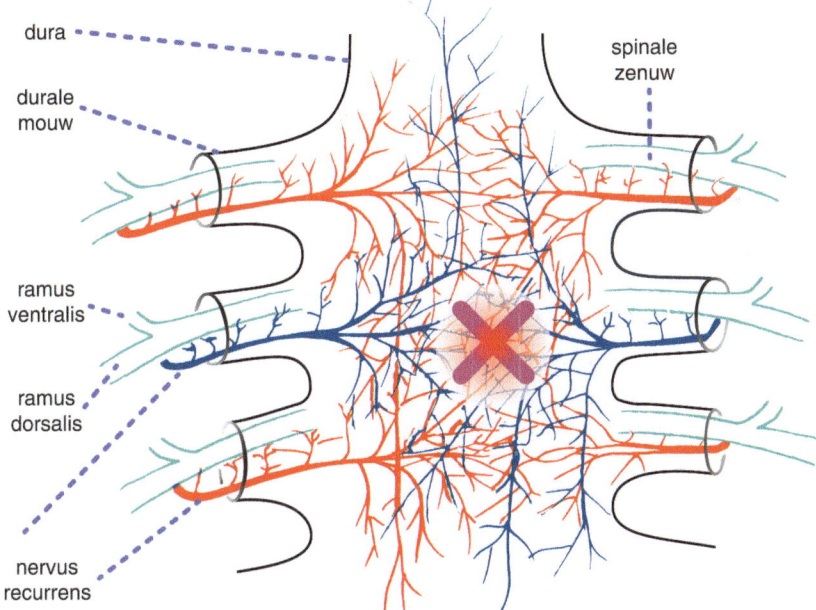

**Figuur 3.2** Deze illustratie toont hoe een bepaalde locatie (*kruis*) in de dura nociceptief – door de n. recurrens[2] – wordt geïnnerveerd vanuit meerdere niveaus. Prikkeling van deze locatie, bijvoorbeeld door een discusprotrusie, kan somatische referred pain veroorzaken in meerdere segmenten van het lichaam. Men noemt dit ook wel extrasegmentale of multisegmentale pijn.

---

2  De n. recurrens wordt ook wel de n. sinuvertebralis genoemd.

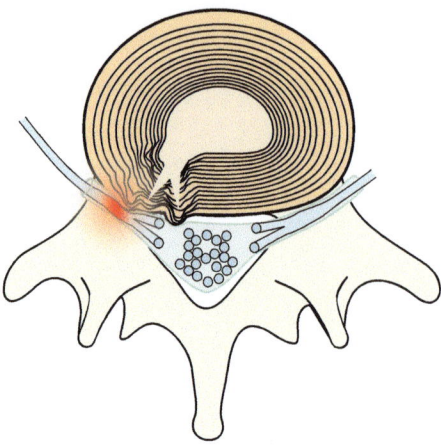

**Figuur 3.3** Illustratie van een hernia met compressie van de spinale zenuw. Inflammatie van de zenuw veroorzaakt radiculaire pijn. Axonale schade veroorzaakt segmentale doofheid, uitval van spieren en reflexuitval.

Meestal is somatische referred pain vrij proximaal gelokaliseerd – van gluteusregio tot aan de knie – maar kan ook tot de voet uitstralen.

Somatische referred pain is geen radiculaire pijn; er zijn geen spinale zenuwen bij betrokken en er is ook geen neurologische uitval. Er is geen sprake van uitstraling naar één dermatoom.

Karakter van de pijn: dof, knagend, en moeilijk te lokaliseren.

De locatie van de pijn kan gewoonlijk niet door beeldvormend onderzoek worden achterhaald. Een herniaoperatie kan dit type pijn niet verhelpen.

## 3.4 Radiculaire pijn

Discushernia met inflammatie van de zenuwwortel (fig. 3.3) is meestal de oorzaak van radiculaire pijn. Compressie van of tractie aan een inflammatoire sensibele zenuw veroorzaakt schietende pijn in een smalle strook over het been (maximaal 10 cm breed). De dorsale wortel ofwel het dorsale ganglion is hierbij betrokken.

Karakter van de pijn: schietend, schokkend of elektrisch.

> **Het gevoel van radiculaire pijn**
> Radiculaire pijn is te vergelijken met het stoten van de elleboog ter plaatse van de sulcus ulnaris. In het dagelijks spraakgebruik wordt deze locatie ook wel het telefoonbotje genoemd. Door de mechanische prikkel van de n. ulnaris ontstaat het gevoel van een elektrische stroom aan de ulnaire zijde van onderarm en hand. Hetzelfde gevoel kan optreden bij een *straight leg raisingtest*, als getrokken wordt aan een inflammatoire zenuwwortel. Men noemt dit gevoel van 'schietende pijn' een teken van Lasègue.

Op grond van de plaats waar de pijn wordt gevoeld, kan *niet* het segment worden bepaald van waaruit de pijn wordt veroorzaakt. Dit kan alleen als radiculaire pijn samengaat met radiculopathie. De locatie van de uitval – en niet van de pijn – bepaalt dan het aangedane segmentale niveau.

Een herniaoperatie kan radiculaire pijn verhelpen, aangezien de compressie op de – inflammatoire – spinale zenuw door de operatie wordt weggenomen.

## 3.5 Radiculopathie

Radiculopathie betreft een *axonale disfunctie* van de spinale zenuw, met neurologische uitval in de zin van doofheid (in dermatomen) en paresen (in myotomen). Verder ontstaat uitval van peesreflexen en atrofie van de aangedane spieren.

Radiculopathie kan geïsoleerd bestaan zonder radiculaire pijn en omgekeerd.

Op grond van de locatie van de symptomen van de radiculopathie kan het segment worden bepaald van waaruit de radiculopathie wordt veroorzaakt. Hierbij let men dus op doofheid en paresen, en niet op pijnsensatie.

Bij een discushernia op één niveau en compressie van één spinale zenuw, zie je maar één segment met symptomen van radiculopathie en bij toename van de compressie neemt alleen de uitval in dat ene segment toe. Het gebied met doofheid en paresen breidt zich in ruimte eigenlijk alleen uit als er ook andere spinale zenuwen gecomprimeerd worden.

**Een of meer niveaus**

Als er *meerdere* segmenten symptomatisch worden in de zin van doofheid en paresen, dan moet er sprake zijn van een oorzaak die zich eveneens in plaats uitbreidt, zoals heel grote discushernia's. De casus uit ▶ H. 2 is een voorbeeld hiervan.

**Een of meer segmenten**

De plaats van compressie kan gewoonlijk door beeldvorming worden gelokaliseerd. Niet zelden is de plaats van compressie hoger gelegen dan de uittredeplaats van de spinale zenuw. Dit is met name het geval bij centrale discushernia's. Een dergelijke hernia kan meerdere zenuwwortels comprimeren.

Een herniaoperatie kan de mate van uitval en de mate van radiculaire pijn verhelpen, maar niet de lokale rugpijn ten gevolge van de somatische referred pain.

## 3.6 Conclusie

Een discusletsel veroorzaakt vaak rug- en/of beenpijn ten gevolge van prikkeling van de discusachterwand, het ligamentum longitudinale posterius, de dura, de durale mouw, een of meer zenuwwortels, de cauda equina of de spinale zenuw. De mate van pijn en de mate van uitstraling zijn afhankelijk van het type weefsel dat wordt geprikkeld en de mate van prikkeling. Zo kan een lokale rugpijn bij toename van compressie van het aangedane weefsel veranderen in een diffuse, uitstralende pijn naar de gluteusregio en de benen. Bij compressie met inflammatie van de zenuwwortel ontstaat vervolgens schietende pijn in het been als de aangedane zenuw wordt gerekt of gecomprimeerd. Pas bij uitval van axonen ontstaan neurologische verschijnselen, segmentaal van karakter: tintelingen, doofheid, motorische uitval en reflexuitval zijn dan het gevolg. In de praktijk ziet men dikwijls (niet altijd) in de loop van jaren een opeenvolging van bovenstaande symptomen. Eerst komt de patiënt met vage rugpijn, vervolgens ontstaat acute lumbago, na enkele recidieven gaat de pijn uitstralen naar een been, dan ontstaan symptomen van schietende pijn en uiteindelijk is er sprake van neurologische symptomen zoals tintelingen, uitval van sensibiliteit en reflexen en motorische uitval.

### Literatuur

1. Bogduk N. On the definitions and physiology of back pain, referred pain, and radicular pain. Pain. 2009;147(1–3):17–9.

# Onvermogen de rechterarm voorwaarts te heffen bij een 68-jarige man die nog graag wil tennissen

*Koos van Nugteren*

## Introductie

Deze 68-jarige tennisser bemerkt dat hij problemen krijgt bij het voorwaarts heffen van de arm, vooral tijdens tennis. Na onderzoek bij de orthopeed wordt een rotatorcuffruptuur vermoed. Dergelijke rupturen komen immers vrij veel voor bij oudere personen. Soms ontstaan rotatorcuffrupturen zelfs spontaan, zonder klinische symptomen. Aanvankelijk lijkt het een klassiek verhaal te worden van een chirurgische behandeling van een rotatorcuffruptuur, totdat blijkt dat de operatie geen verandering in de situatie heeft gebracht. Wat kan er nog meer aan de hand zijn?

› Geleidelijk bemerkte een toen nog 68-jarige sportieve man dat het steeds lastiger werd zijn tennisracket voorwaarts op te tillen. Hij kon nog wel tennissen, maar vermeed daarbij steeds deze voorwaartse beweging. Met een zwaai kon hij overigens de arm wel tot boven zijn hoofd heffen. Pijn had hij eigenlijk nauwelijks. Toen het op een bepaald moment erg lastig werd een complete wedstrijd te spelen – zijn arm werd daarbij steeds erg moe – besloot hij een arts te raadplegen. Hij werd doorgestuurd naar een orthopeed, die een rotatorcuffruptuur vermoedde en een MRI liet maken. De MRI toonde een scheur in de pees van de m. supraspinatus (◉ fig. 4.1) met een diameter van circa anderhalve centimeter. De infraspinatuspees is intact. De patiënt werd geopereerd: de subacromiale ruimte werd hierbij vergroot (neerplastiek) en de supraspinatuspees werd teruggeplaatst op de tuberculum majus met botankers. Om de pees de tijd te geven te herstellen werd de arm geïmmobiliseerd met een mitella. Vervolgens ging de patiënt naar de fysiotherapeut voor verdere revalidatie.

| | |
|---|---|
| **Eerste zes weken** | **Revalidatie na een rotatorcuffrepair**<br>De eerste maand wordt de arm passief gemobiliseerd, zowel door de fysiotherapeut als door de patiënt zelf. Maximaal toegestane elevatie is hierbij 90°. Rek op de geopereerde structuur is gecontra-indiceerd. Het adduceren van de arm is dus verboden. |
| **Na zes weken** | Na zes weken kan men beginnen met: geleid actief bewegen, geslotenketenoefeningen, en half-openketenoefeningen. Na verloop van tijd mogen ook licht belaste openketenoefeningen worden toegepast. Uiteraard moet de belasting op de supraspinatuspees zeer geleidelijk worden opgebouwd. De mobiliteit wordt verder vergroot tot boven de 90°. |
| **Na drie maanden** | Na drie maanden bestaat er een redelijk goede verbinding tussen de geopereerde pees en het bot; vanaf dit moment kan men beginnen met krachttraining in de middenstanden van het gewricht. Uiteraard moet de belasting op de pees geleidelijk worden opgebouwd. |
| **Na vier maanden** | Voor de gewone dagelijkse bezigheden is de schouder na gemiddeld vier maanden hersteld. Als men zwaar werk verricht of een bovenhandse sport beoefent, wordt de revalidatie eventueel nog voortgezet. Voor sporters is sportspecifieke training onderdeel van de revalidatie.<br>Aangezien er veel variatie bestaat in typen cufflaesies, leeftijd en bezigheden van de patiënt, zal de duur en revalidatie individueel moeten worden bepaald. |

› Vier maanden na de operatie had de patiënt nog steeds veel moeite de arm op eigen kracht te heffen. Ook bij het *passief* heffen van de arm was er sprake van een bewegingsbeperking: deze bedroeg circa 30°. De patiënt had niet de indruk dat de situatie erop vooruit gegaan was.
Er werd een röntgenfoto gemaakt (◉ fig. 4.2): deze toonde dat het botanker los zat, wat suggereerde dat de supraspinatuspees van de humerus was losgescheurd.
De patiënt kreeg opnieuw een artroscopie, waarbij het botanker werd verwijderd. Tijdens de artroscopie bleek echter dat de geopereerde pees – zonder botanker – goed vastgegroeid was aan de humerus. Het niet

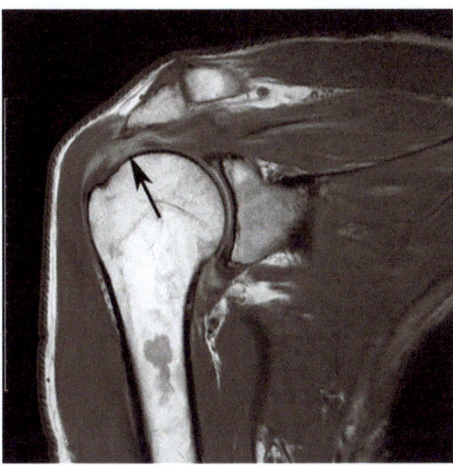 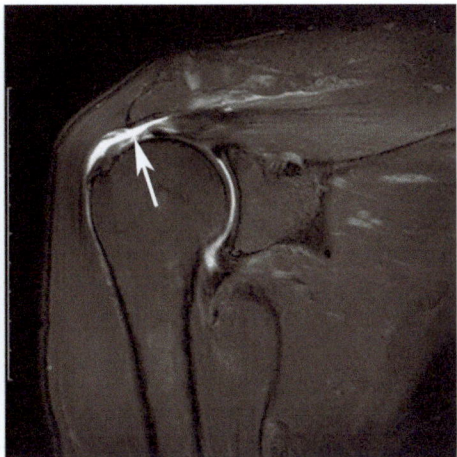

◘ **Figuur 4.1** De MRI toonde een full-thicknessruptuur in de pees van de m. supraspinatus (pijlen) met lekkage van contrast naar de subacromiale bursa (de *witte strook* boven de *witte pijl*).

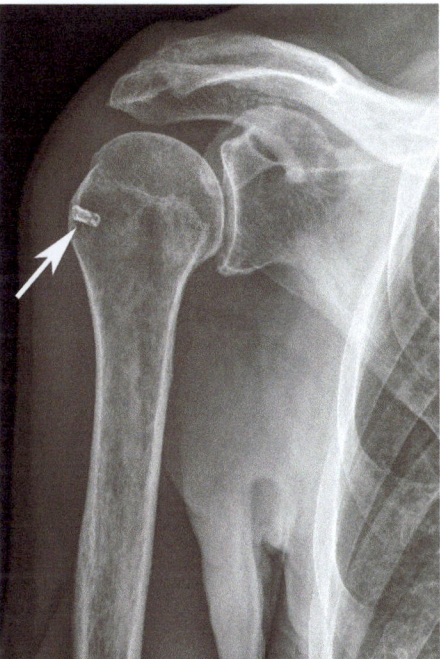

◘ **Figuur 4.2** De conventionele röntgenfoto toonde dat het botanker los zat.

kunnen heffen van de arm was dus niet het gevolg van een hernieuwde ruptuur.

Tijdens de artroscopie werd tevens het schouderkapsel passief gerekt om de mobiliteit te verbeteren.

Na deze tweede artroscopie werd de patiënt opnieuw verder gerevalideerd door de fysiotherapeut. Allereerst werd veel aandacht besteed aan het onderhouden van de mobiliteit en na enkele weken ook aan het

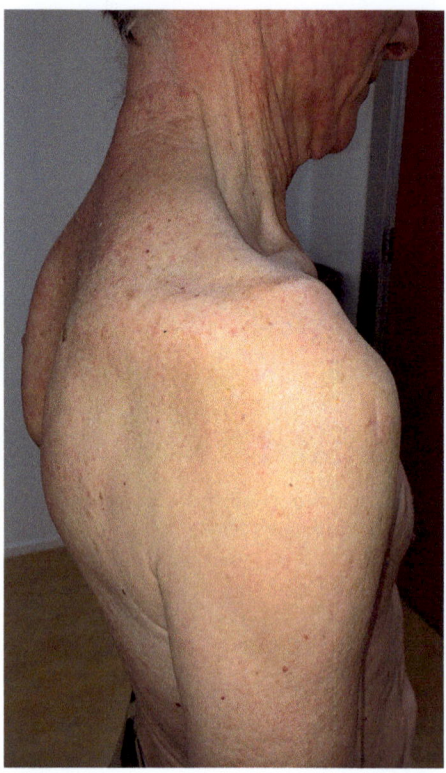

**Figuur 4.3** Er is duidelijk atrofie zichtbaar van de mm. infraspinatus en supraspinatus.

trainen van de rotatorcuffmusculatuur, met name die van de m. supraspinatus en de m. infraspinatus. De patiënt besteedde veel tijd en aandacht aan de oefeningen. Ondanks alle inspanningen bleef resultaat uit.

De patiënt wordt nogmaals klinisch onderzocht, een half jaar na de eerste operatie.

- Status praesens

De patiënt heeft enige pijn in de eindstanden van het gewricht, met name bij de elevatie. In de middenstanden is er geen sprake van pijn. Wel heeft hij nog steeds spierkrachtverlies. Actief is het niet mogelijk de arm tot 90° te heffen. Tennissen is dus uitgesloten.

## 4.1 Inspectie

Er is duidelijk atrofie zichtbaar van de m. infraspinatus en de m. supraspinatus (fig. 4.3). Aan de asymptomatische linkerzijde is dit niet het geval.

## 4.2 Algemene palpatie

De huidtemperatuur is normaal.

## 4.3 Functieonderzoek

- Mobiliteit schouder: passief is circa 140° elevatie mogelijk. De andere bewegingsuitslagen zijn nagenoeg in orde.
- Actief is circa 80° elevatie mogelijk; hierbij wordt geen pijn gevoeld.
- Bij actieve elevatie van de arm is het scapulohumeraal ritme abnormaal; direct draait het schouderblad mee. Als het schouderblad manueel wordt gefixeerd, is het wel mogelijk om de arm *passief* te eleveren zonder dat het schouderblad direct meedraait.
- Weerstandstests tonen duidelijk zwakte van de m. supraspinatus en infraspinatus. Exorotatie tegen weerstand is nauwelijks mogelijk.
- De sensibiliteit van schouder, arm en hand is normaal.
- Drop-armtest is positief: na passief heffen van de arm kan de patiënt de arm niet geleidelijk actief naar beneden bewegen. Rond 90° abductie valt de arm vanzelf omlaag.
- Lagtests (fig. 4.4) zijn positief voor de mm. supra- en infraspinatus.

## 4.4 Interpretatie

Klinisch onderzoek toont, naast een lichte capsulaire bewegingsbeperking, nog steeds fors krachtsverlies van de mm. supra- en infraspinatus. Krachtsverlies in een spier kan in principe twee oorzaken hebben: een peesruptuur of neurologische uitval. Aangezien de insertie van beide spieren in orde is, moet er neurologisch iets mis zijn. Opvallend in het verhaal van deze patiënt is dat pijn vrijwel afwezig is, terwijl er wel krachtsverlies is. Ook opmerkelijk is de atrofie en zwakte van de m. *infra*spinatus, terwijl deze spier niet geruptureerd was. Alleen de m. *supra*spinatus was gescheurd. We gaan dus op zoek naar een neurologische verklaring. Innervatie van zowel de m. supraspinatus als de m. infraspinatus geschiedt door de n. suprascapularis. De vraag is of deze zenuw nog intact is.

> **Verloop van de n. suprascapularis**
> De n. suprascapularis is afkomstig van de bovenste truncus van de plexus brachialis.
> De zenuw heeft zijn verloop door een inkeping op de bovenrand van de scapula, de incisura scapulae, ook wel de suprascapulaire notch genoemd.[1] Hierna innerveert een aftakking van de zenuw de m. supraspinatus. Vervolgens passeert de zenuw de spina scapulae aan de laterale zijde. Hier bevindt zich een smalle doorgang, de spinoglenoidale notch. Na deze passage bevindt de zenuw zich onder de spina en innerveert de m. infraspinatus.
>
> **Compressie van de zenuw**
> Ter plaatse van beide genoemde inkepingen kan de n. suprascapularis gecomprimeerd worden (fig. 4.5). Disfunctie van de n. suprascapularis wordt gekenmerkt door zwakte in anteflexie en exorotatie,[1] zoals bij deze patiënt het geval is.

---

1 Notch = inkeping.

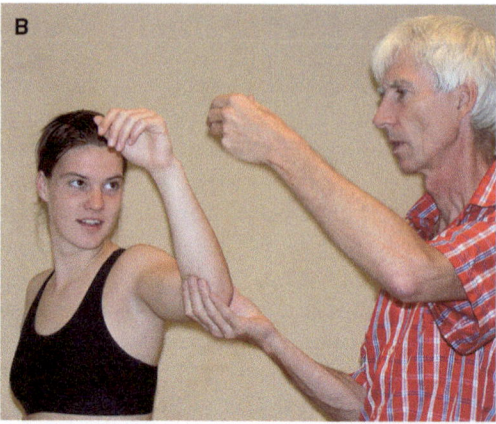
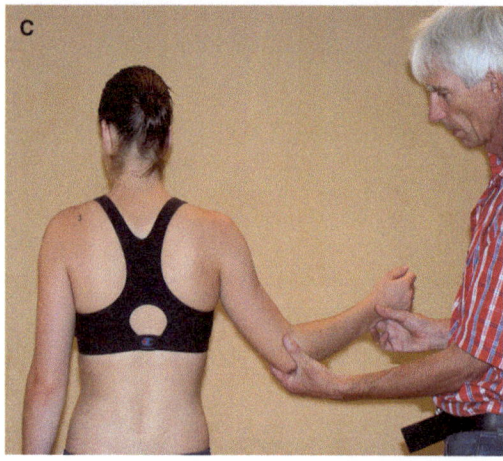
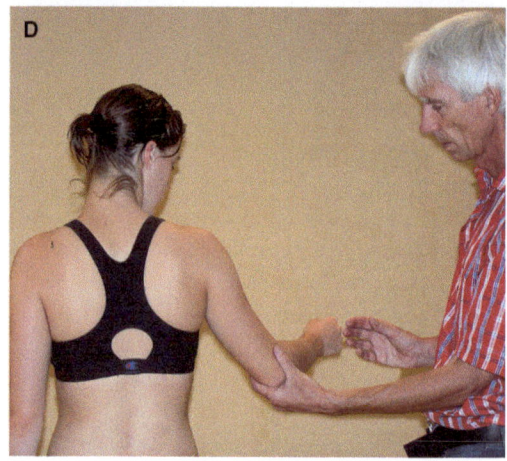

**Figuur 4.4** Bij de uitvoering van lagtests brengt de onderzoeker de arm van de patiënt in een bepaalde positie. Vervolgens laat de onderzoeker de arm los. Wanneer de patiënt niet in staat is de uitgangspositie van de arm te handhaven, is de test positief. **A** en **B** infraspinatus-lagtest; **A:** uitgangspositie; **B:** voorbeeld van een positieve infraspinatus-lagtest. **C** en **D** supraspinatus-lagtest; **C:** uitgangspositie; **D:** voorbeeld van een positieve infraspinatus-lagtest.

### 4.4.1 Andere locaties

Naast een n. suprascapulariscompressie moeten we differentiaaldiagnostisch ook rekening houden met twee andere locaties waar de zenuw kan worden beklemd, namelijk:
- de plexus brachialis;
- de spinale zenuw in de cervicale wervelkolom: radiculopathie.

Er wordt een MRI gemaakt van beide locaties. In en rond de plexus brachialis worden geen afwijkingen gevonden. In de cervicale wervelkolom echter zijn er uitgebreide degeneratieve veranderingen met versmallingen van de foramina intervertebralia op alle niveaus tussen C3 en C7.

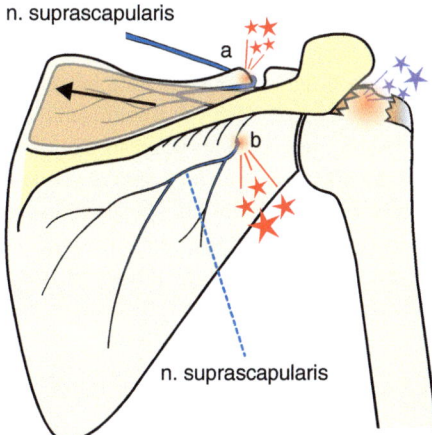

**Figuur 4.5** Vereenvoudigde illustratie van een n. suprascapulariscompressie op twee locaties (*rode sterren*) ten gevolge van een m. supraspinatusruptuur (*paarse sterren*) waarbij retractie van de spierbuik is opgetreden (*zwarte pijl*). De m. infraspinatus is niet ingetekend. **a** incisura scapulae = suprascapulaire notch. **b** spinoglenoidale notch.

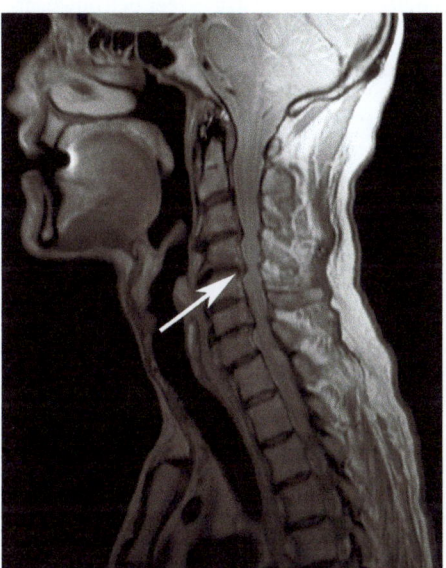

**Figuur 4.6** MRI-opname: sagittale doorsnede van de cervicale wervelkolom. De pijl toont een versmalling van het wervelkanaal ter hoogte van C4-C5.

De voornaamste afwijkingen zoals beschreven door de radioloog:
- C4-C5 (spinale zenuw C5): forse spondylotische richel dorsaal waardoor zowel versmalling van het centrale kanaal (fig. 4.6) als versmalling van de foramina intervertebralia (rechts meer dan links).
- C5-C6 (spinale zenuw C6): ook op dit niveau versmalling van de foramina intervertebralia beiderzijds door uncovertebrale botappositie en intervertebrale artrose.

Nu wordt het lastig een betrouwbare diagnose te stellen. De n. suprascapularis ontvangt zenuwvezels vanuit de spinale zenuw van C5 en C6. Dit zijn precies de locaties waar de foramina intervertebralia fors vernauwd zijn. Daar komt nog bij dat de patiënt, na verder informeren, vermeldt dat hij vaak last heeft van tintelingen in de handen: hij wijt dit echter nog aan het carpaletunnelsyndroom waaraan hij enkele jaren geleden is geopereerd. Men kan zich nu afvragen of er toen sprake was van een radiculopathie. Het is dus niet uitgesloten dat compressie van spinale zenuwen geleid heeft tot een laesie met partiële uitval van de m. supra- en infraspinatus. *Waar* de zenuw exact wordt gecomprimeerd weten we dus nog steeds niet zeker, wel is duidelijk dat er sprake is van onvoldoende neurologische aansturing vanuit de n. suprascapularis.

### 4.4.2 Aanvullende radiculopathietests (zie bijlage III)

- Spurlingcompressietest: negatief. Dit zegt niet veel. Vaak is de test namelijk vals negatief.
- Cervicale tractietest: deze heeft weinig zin omdat de patiënt in rust geen pijn heeft.
- Upper limb tensiontest: negatief. Een negatieve testuitslag is zeer betrouwbaar in geval van een cervicale radiculopathie.
- Rotatietest: negatief. Ook hierbij is een negatieve testuitslag zeer betrouwbaar.

**Diagnose**

Partiële uitval van de m. supra- en infraspinatus waarschijnlijk ten gevolge van zenuwcompressie ter plaatse van de incisura scapulae.

## 4.5 Therapie

De therapie bij een n. suprascapularislaesie is afhankelijk van de oorzaak van de compressie.

**Retractie van de spier**

Retractie van de m. supraspinatus heeft in dit geval vermoedelijk de n. suprascapularis beschadigd. Bovenhandse sportactiviteiten (tennis) hebben de situatie mogelijk verslechterd door een veelheid van minitraumata op de al strak staande zenuw. De oorzaak van de compressie, de peesscheur, is inmiddels verholpen door chirurgische re-insertie van de pees. De spier heeft dus zijn normale anatomische positie weer ingenomen. Het is nu afwachten of re-innervatie zal plaatsvinden. Intussen kan het geen kwaad om de nog functionerende delen van de rotatorcuffmusculatuur te trainen.

**Radiculopathie**

Verder krijgt de patiënt de nodige houdingsinstructies voor de nek voor het geval er toch sprake was van een cervicale radiculopathie.[2] De patiënt leest veel en krijgt het advies om de lectuur niet, zoals hij gewend is, vlak op tafel te leggen (fig. 4.7a) maar meer voor zich te houden (fig. 4.7b). Dit om langdurige flexie

---

[2] Meer informatie over dit onderwerp is te vinden in een eerdere uitgave van Orthopedische Casuïstiek: *Onderzoek en behandeling van de nek*.

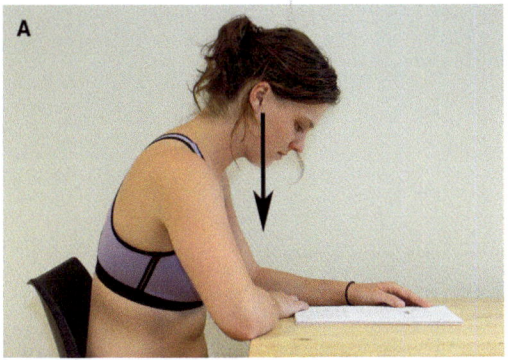 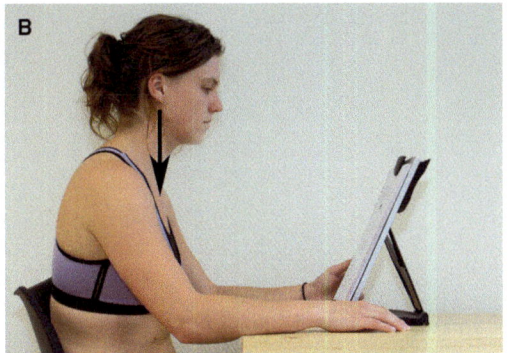

**Figuur 4.7** **A:** Foute leeshouding: langdurig naar beneden kijken, zoals bij het lezen van een boek dat plat op tafel ligt. De cervicale wervelkolom wordt hierbij langdurig belast omdat het zwaartepunt van het hoofd zich anterieur van de cervicale wervelkolom bevindt en de nekextensoren voortdurend moeten contraheren. **B:** Gebruik van een standaard of lessenaar tijdens het lezen. Het zwaartepunt van het hoofd bevindt zich nu minder ver naar voren.

van de cervicale wervelkolom zoveel mogelijk te voorkomen. Langdurige flexie kan immers leiden tot discusprotrusie. Bovendien zal continue contractie van de nekextensoren verhoogde compressie op de facetgewrichten en disci van de cervicale wervelkolom veroorzaken met een grotere kans op compressie van spinale zenuwen.

Ten slotte krijgt de patiënt het advies om bij langdurig zitten, zoals tijdens autoritten en bij televisiekijken, de romp enigszins achterover te laten hellen, zodat het hoofd verticaal boven de romp komt te staan ( fig. 4.8). De leuning van de autostoel moet dus iets achterover worden gezet.

## 4.6 Follow-up

Tien maanden na de eerste operatie zie ik de patiënt voor een controleafspraak. De situatie is slechts in geringe mate verbeterd:
- Excentrisch kan de patiënt zijn arm vanuit maximale elevatie geleidelijk op eigen kracht naar beneden brengen zonder dat de arm valt. De drop-armtest is hiermee dus negatief geworden. Het is echter nog steeds niet mogelijk om de arm op eigen kracht te eleveren boven 80°.
- De lagtests zijn nog positief voor de mm. supra- en infraspinatus.
- Elevatie is passief nog steeds niet volledig mogelijk. Kennelijk resteert nog een geringe capsulaire beperking ten gevolge van de langdurige postoperatieve immobilisatie.
- De patiënt heeft geen pijn.

Een half jaar later zie ik de patiënt opnieuw: de kracht in de arm is nu toegenomen. Kennelijk heeft er partiële re-innervatie plaatsgevonden. De patiënt is inmiddels begonnen met tennis. Sinds twee weken houdt hij het racket vast in de rechterhand. De bovenhandse slagen moet hij weliswaar sterk aangepast uitvoeren, maar hij heeft daarbij geen pijn. Verdere follow-up ontbreekt nog.

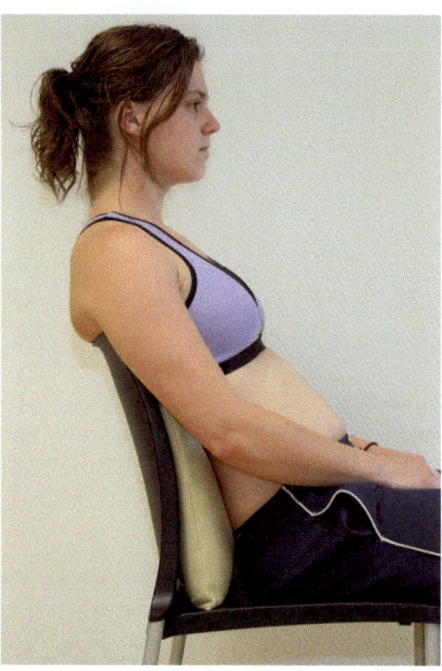

**Figuur 4.8** De patiënt krijgt het advies om bij langdurig zitten, zoals tijdens autoritten en bij televisiekijken, de romp enigszins achterover te laten hellen zodat het hoofd verticaal boven de romp komt te staan. In deze min of meer achteroverliggende houding worden de nekextensoren en wervelgewrichten minder zwaar belast.

## 4.7 Bespreking

Een n. suprascapularislaesie komt niet zo vaak voor. Oorzaak is tractie aan of compressie van de n. suprascapularis[2]. Tractie of compressie kan door verschillende factoren veroorzaakt worden.

**Peesruptuur**
Meestal wordt de aandoening beschreven als een gevolg van een peesruptuur van de m. supraspinatus en/of de m. infraspinatus waarbij retractie optreedt van de peesstomp naar mediaal[1]. Aangezien de n. suprascapularis zich binnen in deze spieren bevindt, zal retractie van een of beide spieren naar mediaal ook resulteren in tractie aan de zenuw naar mediaal met als gevolg:
1. In geval van een peesruptuur van de m. supraspinatus: de zenuw wordt tegen de mediale rand van de suprascapulaire notch en tegen de rand van de spinoglenoidale notch aangetrokken (fig. 4.5): dit kan zenuwletsel veroorzaken.
2. In geval van een peesruptuur van de m. infraspinatus: de zenuw wordt tegen de mediale rand van de spinoglenoidale notch getrokken.

### Incidentie

Tot voor kort bestond het vermoeden dat een n. suprascapularislaesie vrij vaak optrad na een rotatorcuffruptuur. Dit werd ook ondersteund door verschillende publicaties[1, 2]. Recent prospectief onderzoek van Collin et al. (2014)[3] toonde echter slechts in twee procent van de gevallen een suprascapularislaesie ten gevolge van retractie van een geruptureerde m. supra- en of infraspinatus[3]. Wel werden verschillende andere oorzaken van een n. suprascapularislaesie beschreven, zoals:
- een ganglioncyste;
- verbening van het ligamentum transversum scapulae superius;
- letsel door bovenhandse sportactiviteiten;
- een val op de schouder;
- uitval van spinale zenuwen in de cervicale wervelkolom door discushernia of degeneratieve veranderingen: deze oorzaak mag, gezien de MRI-bevindingen en de zeldzaamheid van een n. suprascapulariscompressie, bij bovenstaande patiënt niet geheel worden uitgesloten.

Een opvallende klinische bevinding bij deze patiënt was de positieve lagtest voor zowel de m. supra- als m. infraspinatus. Lagtests worden gebruikt om peesrupturen vast te stellen. Deze casus toont dat zij ook positief zijn bij een parese van de te testen spier.

### Literatuur

1. Shi LL, Freehill MT, Yannopoulos P, Warner JJ. Suprascapular nerve: is it important in cuff pathology? Adv Orthop. 2012;2012:516985. doi:10.1155/2012/516985.
2. Freehill MT, Shi LL, Tompson JD, Warner JJ. Suprascapular neuropathy: diagnosis and management. Phys Sportsmed. 2012;40(1):72–83.
3. Collin P, Treseder T, Lädermann A, Benkalfate T, Mourtada R, Courage O, Favard L. Neuropathy of the suprascapular nerve and massive rotator cuff tears: a prospective electromyographic study. J Shoulder Elbow Surg. 2014;23(1):28–34.

# Pijn aan de mediale zijde van de rechterelleboog bij een 22-jarige man

*Koos van Nugteren*

## Introductie

Deze casus betreft een 22-jarige man die zijn rechterarm zwaar belast tijdens een Japanse vechtsport waarbij een zwaard wordt gehanteerd. Hij krijgt mediale elleboogpijn. De huisarts vermoedt een golferselleboog. Opvallend en merkwaardig is dat de pijn snel te provoceren is tijdens een fitnessoefening met pulley waarbij de m. triceps wordt getraind. Wat is hier aan de hand?

> Een 22-jarige man bezocht regelmatig het fitnesscentrum, waar hij veel aandacht besteedde aan de spierkracht van armen en benen. Dat deed hij omdat hij twee Japanse vechtsporten beoefende: aikido en iaido. Bij iaido worden technieken met het zwaard toegepast. Voldoende spierkracht in armen en benen is hierbij een vereiste.
> Geleidelijk ontstond pijn aan de mediale zijde van de rechterelleboog, vooral tijdens en na het sporten. Een bevriende huisarts die hij bezocht, dacht aan een golfersarm en raadde hem aan om een fysiotherapeut te bezoeken als de klachten aanhielden. Toen na een maand de klachten nog steeds bestonden en er af en toe ook tintelingen van de pink ontstonden, besloot hij een fysiotherapeut te raadplegen.

■ **Status praesens**

In rust heeft de patiënt gewoonlijk geen last. Pijn ontstaat tijdens en na het sporten. De *meeste* pijn treedt echter op in het fitnesscentrum, tijdens een spierversterkende oefening voor de m. triceps met de pulley. Pijn wordt geprovoceerd als hij de pulley omlaag trekt (◘ fig. 5.1). Na deze oefening kan de pijn ook in rust aanhouden.

## 5.1 Algemene inspectie en palpatie

Het betreft een twee meter lange man. Zowel bij de inspectie als de algemene palpatie van de elleboog vallen geen bijzonderheden op.

## 5.2 Functieonderzoek en stabiliteitstests

Het functieonderzoek van de elleboog is vrijwel negatief:
- De weerstandstests van de pols provoceren geen pijn. Dit betekent dat er vermoedelijk geen sprake is van een golfers- of tennisarm.
- Extensie van de elleboog tegen weerstand provoceert *geen* pijn, ook als zeer hoog gedoseerd weerstand wordt gegeven; dit is enigszins vreemd omdat de extensieoefening met de pulley *wel* pijn provoceert.
- De stabiliteitstests van de elleboog zijn negatief: de valgustest, de moving valgus stresstest en de milkingmanoeuvre provoceren geen pijn. Het stoelteken, waarbij de patiënt zichzelf met de handen op de leuning van de stoel omhoog duwt en waarbij de m. triceps krachtig moet aanspannen, is eveneens negatief. Deze bevindingen wijzen erop dat er geen sprake is van (posterolaterale rotatoire) instabiliteit[1] of een pijnlijk mediaal ligament.
- De sensibiliteit van onderarm en hand is normaal.
- Alle weerstandstests van de hand tonen meer dan voldoende kracht.

---

1 Meer informatie over ellebooginstabiliteit en stabiliteitstests is te vinden in een eerder verschenen uitgave van Orthopedische Casuïstiek: *Onderzoek en behandeling van de elleboog*.

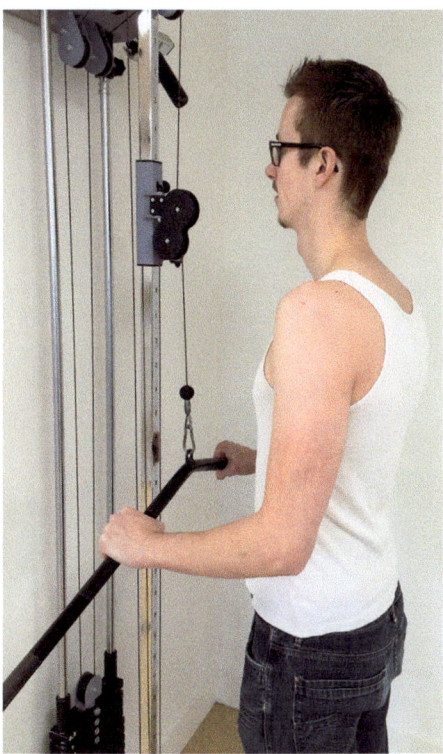

**Figuur 5.1** Pijn wordt geprovoceerd als de patiënt de pulley omlaag trekt.

## 5.3 Interpretatie

Het verhaal van de patiënt, het functieonderzoek en de stabiliteitstests leveren weinig informatie op. Het enige wat nog niet nader onderzocht is, zijn de tintelingen in de pink. De tintelingen suggereren een neurologisch probleem aan de mediale zijde van de elleboog. Tintelingen van de pink kunnen wijzen op een n. ulnarisirritatie, bijvoorbeeld ter plaatse van de cubitale tunnel.

## 5.4 Specifieke palpatie

De beide ellebogen worden gepalpeerd. De patiënt en de onderzoeker staan hierbij tegenover elkaar, met de gezichten naar elkaar toe, terwijl de handen van de patiënt in de zij van de onderzoeker worden gehouden (fig. 5.2). De onderzoeker kan op deze manier gemakkelijk beide ellebogen tegelijk palperen. Nauwkeurig wordt de gewrichtsspleet gepalpeerd, de origo van de onderarmmusculatuur en vervolgens ook de n. ulnaris in de sulcus nervi ulnaris. Hier is het direct 'raak'. Duidelijk herkenbare pijn wordt gevoeld als de n. ulnaris wordt gepalpeerd. Aan de niet-aangedane linkerzijde is dit niet het geval. Iets distaal van de sulcus, waar de zenuw de m. flexor carpi ulnaris 'doorboort' (fig. 5.6), is eveneens sprake van drukpijn.

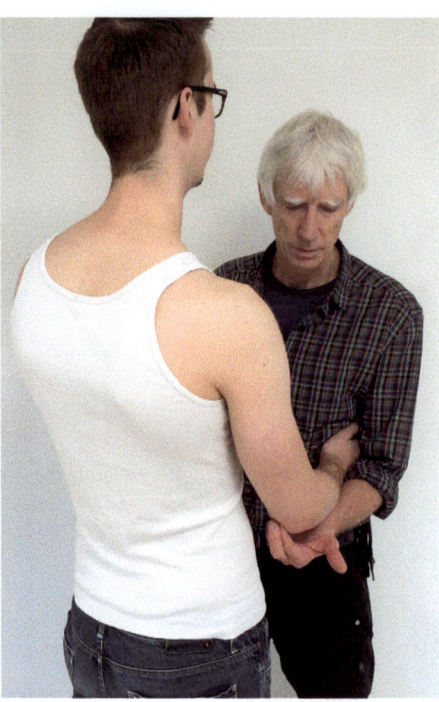

◘ **Figuur 5.2** De beide ellebogen worden gepalpeerd. De patiënt en de onderzoeker staan hierbij tegenover elkaar.

## 5.5 Rektest van de n. ulnaris

Bij het rekken van de n. ulnaris (◘ fig. 5.3) wordt in geringe mate eveneens herkenbare pijn opgeroepen.

## 5.6 Interpretatie

Hier is sprake van een cubitaletunnelsyndroom. De cubitale tunnel kent talrijke anatomische variaties (◘ fig. 5.6). Kennelijk loopt deze patiënt verhoogd risico van compressie van de zenuw bij bepaalde oefeningen van de arm. De vraag is waarom juist een tricepsoefening de n. ulnaris irriteert. Ik laat de patiënt de oefening doen in de fitnessruimte van de praktijk (◘ fig. 5.1). Hij zet direct 20 kg in de pulley, wat behoorlijk zwaar is, en doet de oefening voor. Na circa vijf herhalingen begint de pijn op te treden. Dan wordt ineens duidelijk hoe de n. ulnaris kan worden geïrriteerd. De oefening wordt, zoals gebruikelijk, uitgevoerd met *geproneerde* onderarmen. De pronatie is echter niet 90° maar iets minder: dat betekent dat er in de pols een forse flexie/ulnairabductiekracht wordt uitgeoefend op de pulley: deze kracht wordt vooral gegenereerd door de m. flexor carpi ulnaris, precies die spier die wordt 'doorboord' door de n. ulnaris.

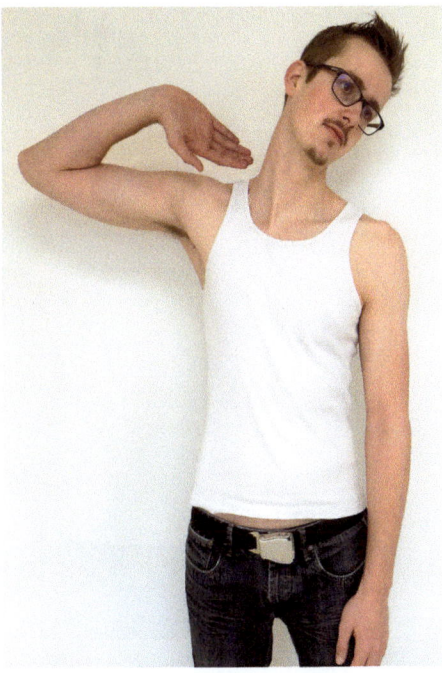

**Figuur 5.3** Bij het rekken van de n. ulnaris wordt in geringe mate herkenbare pijn opgeroepen.

Nu is ook duidelijk waarom elleboogextensie tegen manuele weerstand tijdens het functieonderzoek pijnloos mogelijk was; hierbij worden immers de polsflexoren niet of nauwelijks aangespannen aangezien de onderzoeker hierbij weerstand geeft tegen de onderarm en niet tegen palmairflexie van de hand.

De weerstandstest tegen polsflexie was bij het functieonderzoek waarschijnlijk negatief omdat de onderzoeker te weinig kracht kon genereren om de zenuw te comprimeren. Bovendien gebeurt deze test eenmalig en niet herhaald, zoals bij de pulley-oefening wel het geval is.

### Diagnose

Cubitaletunnelsyndroom.

## 5.7 Therapie

In geval van een (mini)letsel van een zenuw, is het belangrijk de zenuw de tijd te geven om te herstellen. De patiënt krijgt dan ook het advies om drie weken geen provocerende oefeningen te doen. Ook wat het zwaardvechten betreft, wordt onderhands hanteren van het zwaard afgeraden. De patiënt besluit om van deze gelegenheid gebruik te maken om juist linkshandige technieken te gaan leren en tijdens de fitness de rechterarm te ontzien.

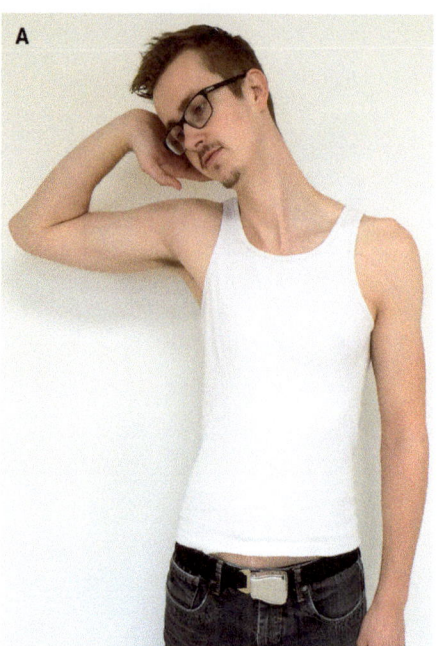 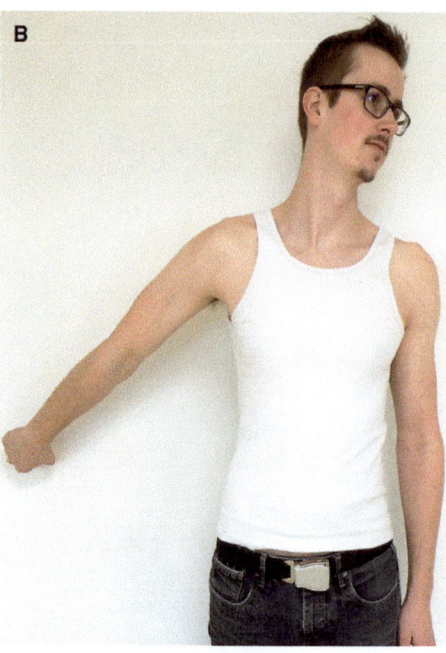

**Figuur 5.4** Neural flossing of nerve gliding: de zenuw wordt naar distaal en proximaal getrokken door twee houdingen steeds na enkele seconden af te wisselen gedurende een tot twee minuten.

Verder worden houdingen afgeraden waarbij de n. ulnaris langdurig wordt gerekt. Rek van de n. ulnaris ontstaat bij volledige flexie van de elleboog in combinatie met dorsaalflexie in de pols en extensie van de vingers. Heterolaterale lateroflexie/rotatie versterkt de rek op de zenuw (fig. 5.3). Sommige mensen hebben de gewoonte in deze houding te slapen. Ik vraag de patiënt hierop te letten. Als iemand een dergelijke slaapgewoonte heeft, wordt aangeraden een tape op de dorsale zijde van de elleboog aan te leggen die maximale flexie tegengaat.

Ten slotte krijgt de patiënt een oefening om de n. ulnaris wat flexibeler ten opzichte van zijn omgeving te maken; dit gebeurt met neural flossingoefeningen, ook wel nerve gliding genoemd (fig. 5.4). Hierbij wordt de zenuw naar distaal en proximaal getrokken door twee houdingen steeds na enkele seconden af te wisselen gedurende een tot twee minuten. De patiënt wordt gevraagd deze oefening tweemaal per dag uit te voeren.

Eigenlijk is het verstandig om de zo provocerende pulley-oefening definitief achterwege te laten. De kans is namelijk groot dat de klacht opnieuw optreedt. Kennelijk is de bouw van zijn elleboog predisponerend voor compressie van de n. ulnaris. Een alternatief is het uitvoeren van de oefening met een gesupineerde onderarm (fig. 5.5); dan worden niet de polsflexoren maar de pols*extensoren* aangespannen.

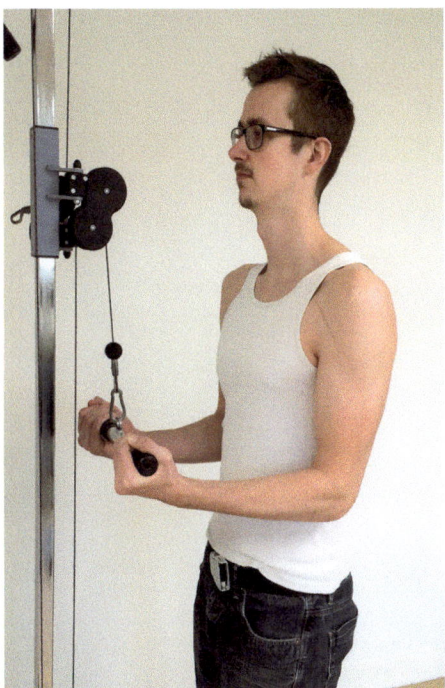

· **Figuur 5.5** Training van de m. triceps met gesupineerde onderarmen: nu worden niet de polsflexoren maar de polsextensoren aangespannen.

## 5.8 Follow-up

De patiënt is na drie weken nagenoeg klachtenvrij. Hij mag nu proberen het zwaard ook weer rechtshandig te hanteren. Onderhandse handgrepen worden, zover dit mogelijk is, nog achterwege gelaten. Gelukkig worden vrijwel alle technieken in met een bovenhandse greep uitgevoerd.

## 5.9 Bespreking

O'Driscoll et al. (1991)[1] onderzochten de cubitale tunnel bij 27 kadaverellebogen en vonden een fibreuze band aan de proximale zijde hiervan. Deze band werd het cubitaletunnelretinaculum genoemd (· fig. 5.6, *type 1a en 1b*). Het cubitaletunnelretinaculum wordt gezien als een overblijfsel van de bij sommige diersoorten aanwezige m. anconeus epitrochlearis (· fig. 5.7), die bedoeld is om tijdens flexie van de elleboog de n. ulnaris op zijn plaats te houden.

De gevonden varianten van het cubitaletunnelretinaculum werden in vier verschillende typen geclassificeerd (· fig. 5.6):

– Type 0: het cubitaletunnelretinaculum is volledig afwezig. Dit kan leiden tot luxatie van de zenuw uit de groeve tijdens flexie van de elleboog.

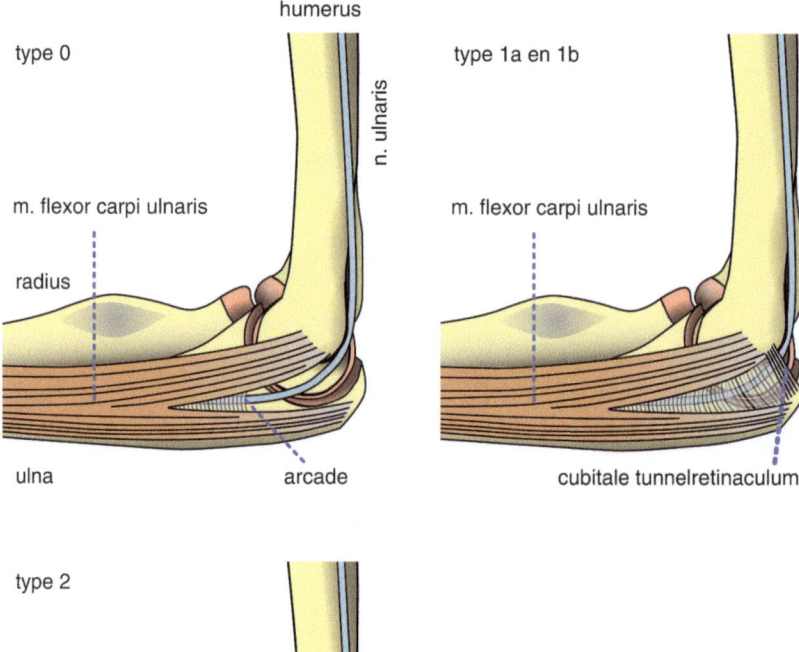

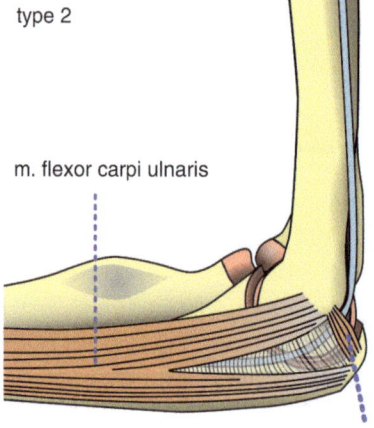

**Figuur 5.6** De vier typen cubitaletunnelretinaculum volgens O'Driscoll et al. (1991).[1]

- Type 1a: het retinaculum is laks bij extensie van de elleboog en strak gespannen bij volledige flexie. Dit type komt het meest voor, wordt als normaal beschouwd en leidt gewoonlijk *niet* tot compressie van de zenuw.
- Type 1b: het retinaculum staat gespannen van 90° flexie tot volledige flexie. Dit kan compressie van de zenuw veroorzaken bij (langdurige) flexie van de elleboog.
- Type 2: er is geen sprake van een retinaculum maar van een spier: de m. anconeus epitrochlearis. Dit kan leiden tot compressie van de zenuw in alle standen als gevolg van het relatief grote volume van de spier.

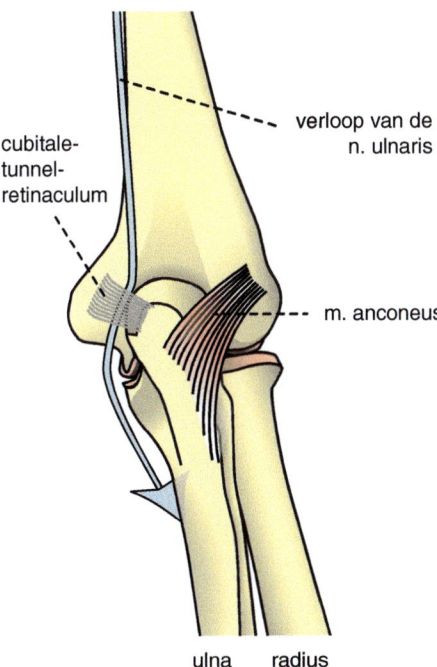

◘ **Figuur 5.7** Achteraanzicht van de elleboog. Getoond wordt het verloop van de n. ulnaris en verder: aan de mediale zijde: het cubitaletunnelretinaculum, een overblijfsel van de bij sommige diersoorten aanwezige m. anconeus epitrochlearis; aan de laterale zijde: de m. anconeus.

## Literatuur

1. O'Driscoll SW, Horii E, Carmichael SW, Morrey BF. (1991). The cubital tunnel and ulnar neuropathy. J Bone Joint Surg. 73B:613–7.

# Impotentie na artroscopie van de linkerheup wegens onduidelijke heupklachten bij een 42-jarige man

*Dos Winkel*

**Introductie**

De laatste decennia wordt steeds vaker een heupartroscopie uitgevoerd ter behandeling van labrumletsels. Tijdens de artroscopie moet men, door middel van forse tractie, de heup enigszins luxeren om ruimte te creëren voor de scoop. Nu is de heup een zeer stabiel gewricht, enerzijds door de vorm van kop en kom, anderzijds door zeer stevige gewrichtsbanden. Dat een dergelijke tractie niet zonder risico is, blijkt uit deze casus.

> Al enkele jaren had een nu 42-jarige kelner wisselende pijn in zijn linkerheup. Waren de klachten aanvankelijk meer in de gluteusregio (diagnose: ischialgie) gelokaliseerd, later verplaatste de pijn zich meer naar de laterale zijde ter hoogte van de trochanter major (diagnose: bursitis trochanterica). Tijdens de fysiotherapiebehandelingen die hierop volgden, verplaatste de pijn zich meer naar de liesregio (diagnose: bursitis iliopectinea). Conventioneel röntgenonderzoek, botscan, echografie en MRI wezen niets uit.
> De klachten waren vooral inspanningsgebonden: hoe harder de patiënt werkte, hoe meer last hij kreeg. Hij heeft overigens nooit één dag verzuimd.

- Status praesens

Wanneer ik de patiënt voor het eerst zie, heeft hij veel pijn. De afgelopen weken heeft hij hard moeten werken, waardoor de pijn nu vrijwel continu aanwezig is. Ook is het been erg vermoeid. De pijn wordt beschreven als knagend, met soms kortdurende, scherpere steken. De patiënt geeft de pijn diep in de lies aan, met uitstraling naar de anale regio, maar ook enigszins aan de voorzijde naar distaal, tot halverwege het bovenbeen. Het zijn wel duidelijk de heupbewegingen die de klachten veroorzaken. Rugklachten heeft deze patiënt nooit gehad.

## 6.1 Interpretatie

Aangezien alle beeldvorming tot nu toe negatief was, wordt in de eerste plaats gedacht aan een oorzaak die niet direct met het heupgewricht te maken heeft. Zo kunnen bijvoorbeeld heel wat inwendige aandoeningen liespijn veroorzaken. Dat de patiënt nadrukkelijk vermeldt dat het bewegen en belasten van zijn heup de klachten veroorzaakt, pleit echter weer tegen een niet-orthopedische oorzaak. Klinisch onderzoek kan ons misschien verder helpen.

## 6.2 Inspectie

Geen bijzonderheden, ook geen beenverkorting.

## 6.3 Palpatie

Geen lokale temperatuurverhoging of zwelling. Geen hernia inguinalis of hernia femoralis (liesbreuk).

## 6.4 Functieonderzoek

Het onderzoek van lumbale wervelkolom, sacro-iliacale gewrichten en symfyse is negatief.

Passieve flexie van de heup is pijnlijk; wordt er tegelijkertijd geadduceerd en geëndoroteerd, dan is de pijn haast onhoudbaar. Deze flexie-adductie-endorotatietest wordt ook wel de FADIR-test genoemd (fig. 6.1).

Het overige onderzoek is negatief.

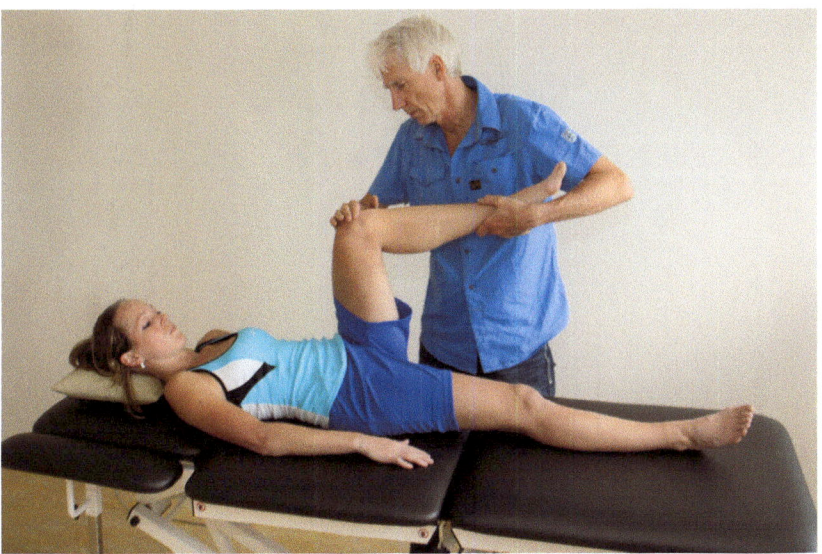

**Figuur 6.1** De FADIR-test: Met de patiënt in ruglig beweegt de onderzoeker passief de heup vanuit 90° flexie naar maximale adductie en endorotatie, waardoor abutment (contact) optreedt van de femurhals tegen de anterosuperieure rand van het acetabulum. De test is positief als herkenbare lies- en/of heuppijn geprovoceerd wordt.

## 6.5 Interpretatie

De flexie-adductie-endorotatietest is positief bij veel patiënten met een letsel van het labrum acetabulare.[1]

Dat de beeldvorming, zelfs het MRI-onderzoek, negatief is, heeft weinig betekenis. In veel gevallen van labrumbeschadiging wordt via beeldvorming niets gevonden. Alleen een artro-MRI is redelijk betrouwbaar. Hierbij wordt een MRI gemaakt met een contrastmiddel in het heupgewricht. Artroscopie is diagnostisch en praktisch de beste methode om dergelijke letsels te behandelen.

Ongeveer een maand later ondergaat de patiënt een artroscopie. Hierbij vindt de orthopedisch chirurg een kleine buckethandle-laesie van het labrum acetabulare, die hij vervolgens artroscopisch behandelt. Postoperatief ontwikkelt de patiënt echter een genitoperineale[2] dysesthesie: het urineren verloopt geheel gevoelloos. De patiënt wordt neurologisch onderzocht. De conclusie van de neuroloog is dat er sprake is van een compressieletsel van de n. pudendus als gevolg van de beentractie tijdens de heupartroscopie.

---

1   Meer informatie hierover is te vinden in een eerdere uitgave van Orthopedische Casuïstiek: *Onderzoek en behandeling van het bekken.*
2   Genitalia: de uitwendige en inwendige geslachtsorganen. Perineaal: het gebied van de bilnaad; omvat alle structuren binnen de anale en urogenitale driehoeken.

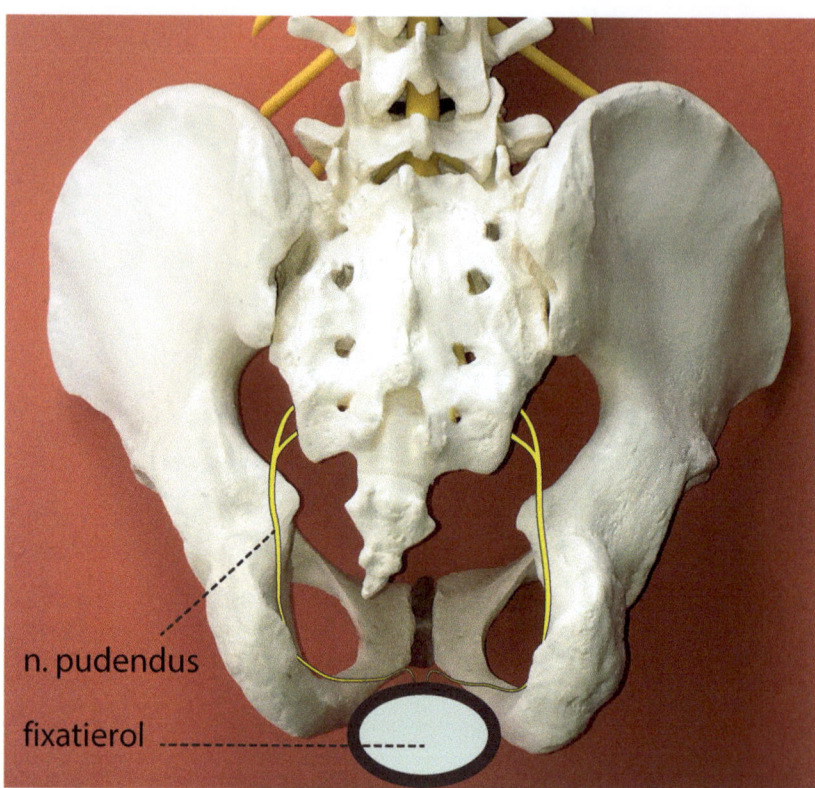

**Figuur 6.2** Het verloop van de n. pudendus. De zenuw ontspringt vanuit de spinale zenuwen S2, S3 en S4. De fixatierol toont de locatie waar de n. pudendus kan worden gecomprimeerd tijdens een heupartroscopie.

### Diagnose

Compressieletsel van de n. pudendus (fig. 6.2).

## 6.6 Therapie

Besloten wordt voorlopig af te wachten in de hoop dat deze vervelende complicatie vanzelf overgaat. In geval van een neurapraxie kan immers re-innervatie plaatsvinden.

## 6.7 Follow-up

**Na vier maanden**

Na de artroscopie houdt de heup zich uitstekend: de klachten lijken volledig verdwenen. De patiënt maakt zich nu terecht zorgen over het onaangename nieuwe probleem. Hij kan ook geen erectie meer krijgen en ejaculeren is onmogelijk. De gehele penis is gevoelloos. Gelukkig verminderen de symptomen geleidelijk. Ongeveer vier maanden na de ingreep zijn alle klachten verdwenen.

## 6.8 Bespreking

Dit is de tweede patiënt die ik heb gezien met een neuropraxie van de n. pudendus als gevolg van tractie aan het been waarbij het bekken met een vaste rol wordt gefixeerd. In beide gevallen is het uiteindelijk goed afgelopen.

De laesie ontstaat ten gevolge van forse tractie aan het been terwijl het bekken gefixeerd wordt ter plaatse van het os pubis. Tijdens een artroscopie moet fors aan het been worden getrokken om voldoende ruimte te creëren in het heupgewricht. Hierbij ontstaat een subluxatie van het heupgewricht.

Preventieve maatregelen zijn: het verminderen van de druk op het os pubis door gebruik te maken van een meer gelijkmatige en relatief grote (diameter 8–10 cm) rol ter ondersteuning van het bekken tijdens de tractie[1]. Verder moet de tractie bij voorkeur vrij kort worden toegepast.

Bij een heupartroscopie kan naast beschadiging van de n. pudendus ook neuropraxie optreden van de n. ischiadicus.

**n. ischiadicus**

> **Incidentie**
> Neuropraxie van de n. pudendus is een vrij 'klassieke' complicatie na een heupartroscopie[1–4]. Onderzoek van Pailhé et al. (2013) toonde in 2% van de gevallen neurologische uitval van de n. pudendus na artroscopische behandeling van labrumletsel en osteochondromatose.

## Literatuur

1. Pailhé R, Chiron P, Reina N, Cavaignac E, Lafontan V, Laffosse JM. Pudendal nerve neuralgia after hip arthroscopy: retrospective study and literature review. Orthop Traumatol Surg Res. 2013;99(7):785–90.
2. France MP, Aurori BF. Pudendal nerve palsy following fracture table traction. Clin Orthop Relat Res. 1992;276:272–6.
3. Hoffman A, Jones RE, Shoenvogel R. Pudendal-nerve neuropraxia as a result of traction on the fracture table. J Bone Joint Surg. 1982;64A:136.
4. Peterson WE. Genitoperineal injury induced by orthopedic fracture table. J Urol. 1985;134:760.

# Pijn in de gluteusregio en ischialgiforme klachten bij een 34-jarige vrouw als gevolg van een val op het zitvlak

*Dos Winkel*

**Introductie**

Een jonge vrouw valt tijdens haar skivakantie op haar zitvlak. De vakantie valt in duigen en ook na de vakantie gaat de pijn niet weg. Als er na een jaar nog steeds klachten aanwezig zijn, bezoekt zij de fysiotherapeut.

> Wat een fijne, twee weken durende skivakantie had moeten worden, werd een pijnlijk en kortdurend verblijf in een wintersportdorpje in Oostenrijk. Op de ochtend van de tweede dag van haar vakantie gleed een 34-jarige vrouw uit over een gladde drempel bij de ingang van haar hotel. Zij landde daarbij hard op haar rechterzitvlak. De aanvankelijk heftige pijn verdween voor een groot deel gedurende de dag, maar skiën was onmogelijk. Die nacht verergerde de pijn en kon zij moeilijk een houding vinden waarin de pijn houdbaar was. De volgende ochtend kon zij met moeite wandelen. Van skiën was nu helemaal geen sprake meer. De gluteusregio werd ook blauw: door de val was er dus een fors hematoom ontstaan. Zij bezocht een plaatselijke arts, die haar verzekerde dat dergelijke ongevallen in wintersportoorden frequent voorkomen: het zou een kwestie van enkele dagen zijn, waarna ze weer kon gaan skiën.
>
> Drie dagen later was de pijn inderdaad duidelijk afgenomen, maar skiën bleef onmogelijk. Het bleef bij een poging. Nog twee dagen later besloot zij de vakantie af te breken en naar huis te gaan. Het lange zitten in de auto was een ramp. Eenmaal thuis bezocht zij haar huisarts, die het ook allemaal heel spijtig vond, maar wel verwachtte dat binnen een week alle klachten zouden zijn verdwenen.
>
> De klachten bleven echter in lichte, maar hinderlijke mate aanwezig. Lang zitten was pijnlijk, evenals wandelen en vooroverbukken. Vrijen was ook een probleem. De patiënte werd naar een fysiotherapeut verwezen, maar alle behandelingen, vooral met massage ter hoogte van het pijnlijke deel van de m. gluteus maximus, bleven zonder enig effect.
>
> De drie maanden na het ongeval geraadpleegde orthopeed vermoedde dat de klachten hun oorsprong vonden vanuit de rug of het SI-gewricht en liet röntgenonderzoek verrichten, dat echter geen relevante informatie opleverde. De patiënte werd naar een manueel therapeut verwezen, die een 'blokkering' van het rechter SI-gewricht constateerde. Mobilisering hielp echter niet.
>
> Een CT-scan van de lumbale wervelkolom leverde ook geen nieuwe gezichtspunten.

- **Status praesens**

Wanneer de patiënte mij voor de eerste keer bezoekt, is er inmiddels een jaar verstreken. Zij heeft de moed eigenlijk al opgegeven, maar door een toevallige ontmoeting met een collega van mij komt zij op mijn spreekuur. De klachten zijn eigenlijk nog steeds dezelfde, met dien verstande dat er door de pijn tijdens het vrijen inmiddels ook een psychisch probleem dreigt bij te komen.

De pijn is vooral in de rechter gluteusregio gelokaliseerd, met soms uitstraling naar de posterieure zijde van het bovenbeen, tot halverwege de kuit. Hoesten, niezen en persen zijn niet pijnlijk. Deze patiënte heeft nooit rugpijn.

## 7.1 Inspectie

Geen bijzonderheden.

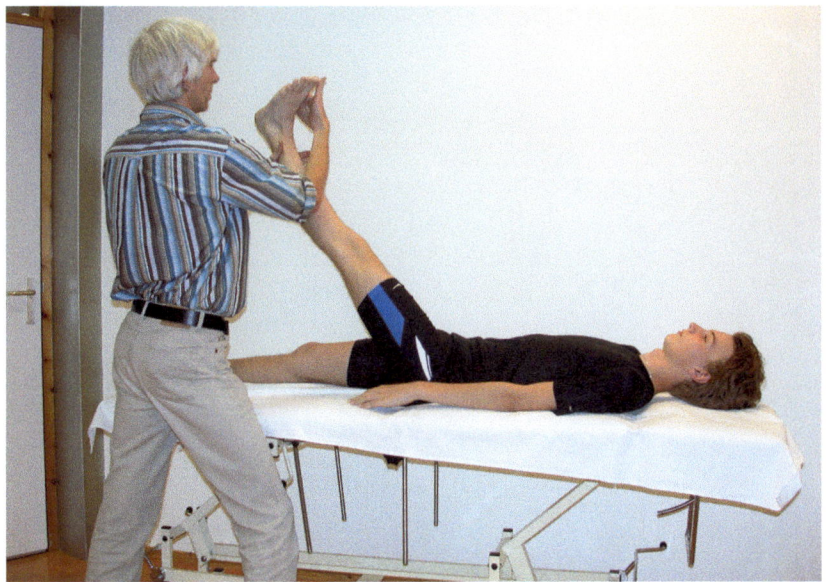

**Figuur 7.1** De test van Bragard: passieve dorsaalflexie van de voet tijdens gestrekt heffen van het been.

## 7.2 Algemene palpatie

De lokale huidtemperatuur is normaal.

## 7.3 Functieonderzoek

- Gestrekt heffen van het been is eindstandig pijnlijk.
- De test van Bragard (fig. 7.1) provoceert herkenbare pijn.
- Het teken van Neri (fig. 7.2) is negatief.
- Passieve endorotatie van de rechterheup is gevoelig.
- Passieve adductie van de >90° geflecteerde heup is pijnlijk.
- De pijnlijkste test is exorotatie van de heup tegen weerstand vanuit maximale endorotatie, waarbij de heup in 90° flexie wordt gehouden.

## 7.4 Interpretatie

Exorotatie tegen weerstand vanuit 90° flexie van de heup en maximale endorotatie is de meest pijnlijke test bij het piriformissyndroom. Ook de eenzijdige bilpijn en de uitstraling aan de achterkant van het been zijn symptomen hiervan. Er lijkt dus sprake te zijn van een in de literatuur zeer omstreden syndroom, het piriformissyndroom [1-3]. Hierbij wordt de n. ischiadicus ter hoogte van de m. piriformis gecomprimeerd. Palpatie is voor de diagnostiek echter minstens zo belangrijk als de weerstandstest.

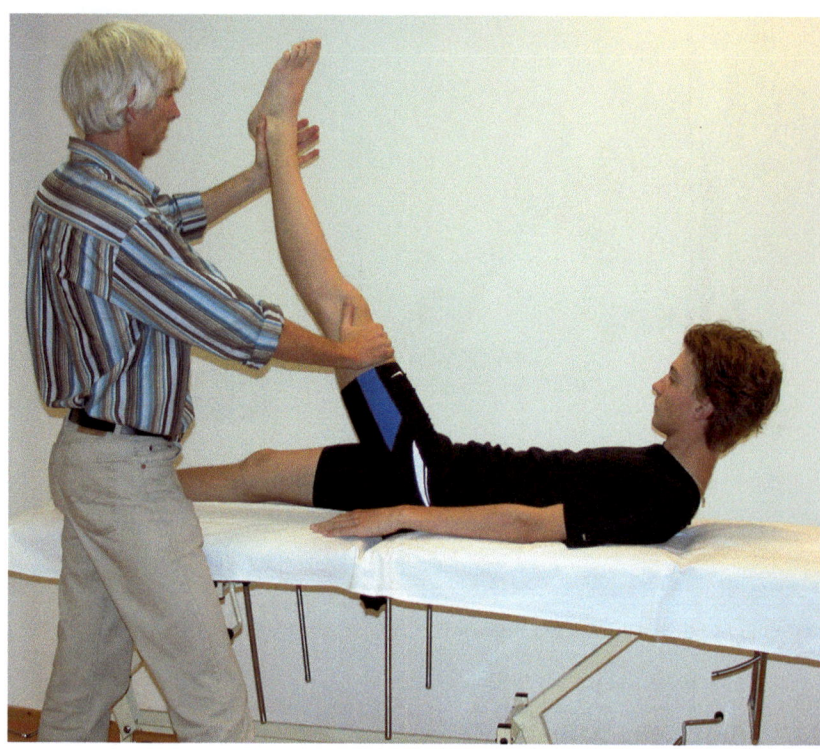

**Figuur 7.2** Teken van Neri: flexie van de nek provoceert meer pijn tijdens de straight leg raisingtest. Bij de patiënt van deze casus was het teken van Neri negatief.

Hierbij dient ter hoogte van de m. piriformis, meestal enkele centimeters craniaal van het tuber ischiadicum, door manuele druk de herkenbare pijn bij de patiënt te worden opgewekt.

## 7.5 Specifieke palpatie

Ongeveer drie centimeter craniaal van het tuber ischiadicum kan palpatoir exact de pijn worden opgewekt waarover deze patiënte klaagt.

> **Anatomische variatie**
> In de manuele therapie en fysiotherapie/kinesitherapie wordt de oorzaak van ischialgiforme klachten vaak gezocht in een verkorting of een anatomische variatie van de m. piriformis (◘ fig. 7.3) waardoor een compressieneuropathie van de n. ischiadicus ontstaat. In de literatuur wordt hiervoor echter geen hard bewijs gevonden (zie ▶ par. 7.8).

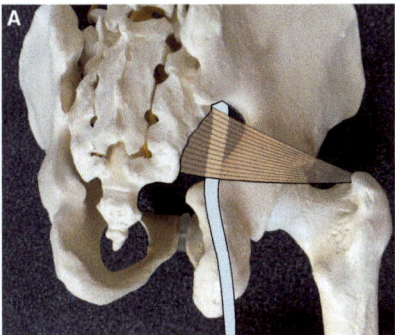 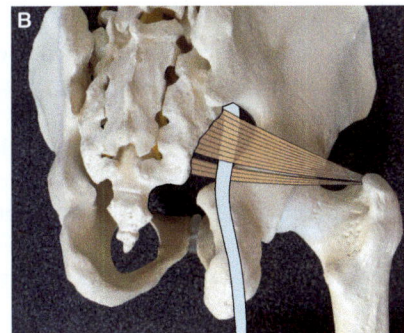

**Figuur 7.3** **A**: M. piriformis en het verloop van de n. ischiadicus. **B**: Anatomische variatie in het verloop van de n. ischiadicus: de zenuw 'doorboort' de m. piriformis.

Wel kan ter plaatse van de m. piriformis, ten gevolge van een trauma, de n. ischiadicus beschadigd raken of gecomprimeerd worden door littekenweefsel. In zeldzame gevallen kan een lokale tumor de compressie veroorzaken. De vraag is of je in deze gevallen nog mag spreken van een klassiek piriformissyndroom. De oorzaak is in dergelijke gevallen namelijk niet de m. piriformis. In geval van direct geweld zullen mensen met een anatomische variant van de spier vermoedelijk wel een wat grotere kans lopen op langdurige of blijvende klachten. Zeker is dit echter niet.

### Diagnose

Compressieneuropathie van de n. ischiadicus ter plaatse van de m. piriformis.

## 7.6 Therapie

- Conservatieve therapie bestaat uit relatieve rust, pijnstillers, het vermijden van zitten op harde stoelen, gebruik van zachte kussens onder het zitvlak.
- Als zitten op harde stoelen een probleem is, kan men trachten hypertrofie van de bilspieren te bewerkstelligen door krachttraining: vooral squats komen hiervoor in aanmerking. Het doel is om een natuurlijk kussen te creëren. Atrofie van bilspieren heeft immers als gevolg dat men bijna direct op de n. ischiadicus zit.
- Rekoefeningen van de m. piriformis door het in ruglig passief uitvoeren van flexie-adductie-endorotatie in het heupgewricht. Minimaal moet men 20 à 30 seconden in deze positie blijven.
- Infiltratie met een lokaal anestheticum en een corticosteroïd ter plaatse van de compressie.

*Conservatief beleid*

**Operatie**

Als bij lang bestaande gevallen conservatief beleid niet geholpen heeft, kan men overwegen te opereren. Een operatie bestaat uit neurolyse van de n. ischiadicus. Hierbij wordt de zenuw losgemaakt van zijn omgeving. Bij de patiënte van deze casus wordt een operatie uitgevoerd.

Tijdens de operatie vindt men rondom de n. ischiadicus veel fibreus weefsel[1] waardoor de zenuw gecomprimeerd wordt. Verder is er sprake van een afwijkend verloop van de n. ischiadicus: deze loopt tussen twee koppen van de m. piriformis door. Dit is een anatomische variant die wel vaker voorkomt, ook bij asymptomatische mensen. Bij de meeste mensen is er sprake van één spierbuik en een verloop van de n. ischiadicus caudaal van de spier.

De ongewone doortredeplaats van de zenuw is bij deze patiënte zeer nauw. De caudale spierbuik lijkt de n. ischiadicus het meest te hinderen. Dit deel van de m. piriformis wordt dan ook chirurgisch verwijderd, evenals het fibreuze weefsel.

## 7.7 Follow-up

Zodra de wond is genezen, kan de patiënte weer normaal zitten. Na twee maanden zijn alle klachten volledig verdwenen.

## 7.8 Bespreking

Het piriformissyndroom is een controversiële aandoening:[1-3] men veronderstelt dat ze wordt veroorzaakt door een compressie van de n. ischiadicus ter plaatse van de m. piriformis. De oorzaak zou een anatomische variatie of hypertonie van de m. piriformis zijn waardoor de n. ischiadicus gecomprimeerd wordt. Er bestaat echter geen overeenstemming over de criteria voor het stellen van een betrouwbare diagnose[3]. Een gouden standaard ontbreekt. De diagnose wordt vaak gesteld als er geen andere oorzaken voor ischialgie-achtige symptomen worden gevonden. Uiteraard kunnen ter plaatse van de m. piriformis wel andere vormen van pathologie ontstaan die gevolgen hebben voor het functioneren van de n. ischiadicus, zoals een ruimte-innemend proces of een trauma. Van dit laatste is de casus uit dit hoofdstuk een voorbeeld.

### Literatuur

1. Jankovic D, Peng P, Zundert A van. Brief review: piriformis syndrome: etiology, diagnosis, and management. Can J Anaesth. 2013;60(10):1003–12.
2. Halpin RJ, Ganju A. Piriformis syndrome: a real pain in the buttock? Neurosurgery. 2009;65(4 Suppl):A197–202.
3. Miller TA, White KP, Ross DC. The diagnosis and management of Piriformis Syndrome: myths and facts. Can J Neurol Sci. 2012;39(5):577–83.

---

1 Fibreus weefsel = in dit geval: littekenweefsel.

# Ruim vijf jaar bestaande tintelingen aan de laterale zijde van het bovenbeen bij een nu 36-jarige vrouw

*Pat Wyffels en Luc Van Ranst*

**Introductie**

Als neurologische symptomen in het been ontstaan, is men snel geneigd te denken aan zenuwcompressie ter plaatse van de lumbale wervelkolom. Dat is ook het geval bij deze patiënte. Het vermoeden wordt nog eens versterkt als de patiënte vertelt dat zij regelmatig rugklachten heeft. Hier is echter iets anders aan de hand.

**CT-scan**

> Een 36-jarige vrouw kwam met het verhaal dat zij vaak rugproblemen had: regelmatig kreeg zij lumbale rugpijn die toenam na lang wandelen, vooral slenteren. Lang zitten veroorzaakte geen klachten. Vijf jaar geleden kreeg zij zonder aanwijsbare oorzaak een doof en tintelend gevoel aan de buitenzijde van het bovenbeen, juist boven de knie. Soms was de plek ook wat pijnlijk. De tintelingen waren scherp begrensd. Geleidelijk ontstond er een uitbreiding naar proximaal (fig. 8.1). Het betrof een zeer vervelend gevoel: 'alsof het been ging slapen'. Huisarts en specialisten stelden steeds dat de klachten hun oorzaak vonden in de lumbale wervelkolom.
> 
> Computertomografie van de LWK toonde inderdaad een kleine posterolaterale protrusie links op niveau L5-S1. De patiënte werd verwezen naar een fysiotherapeut, die een andere dan een lumbale oorzaak vermoedde en deze patiënte naar mij verwees.

## 8.1 Interpretatie

De klinische bevindingen en de beeldvorming kloppen niet met elkaar. De beeldvorming doet denken aan een discusprotrusie posterolateraal, zonder wortelcompressie op het niveau L5-S1, dus op niveau van de wortel S1, die bij compressie eerder pijn en sensibiliteitsstoornissen zou veroorzaken aan de posterieure zijde van het been, in de vorm van een ischialgie.

Bij sensibiliteitsstoornissen aan de laterale zijde van het bovenbeen dient men differentiaaldiagnostisch ook een meralgia paraesthetica, een compressieneuropathie van de n. cutaneus femoris lateralis, te overwegen.

## 8.2 Inspectie

Bij inspectie zijn er geen bijzonderheden, met name geen antalgische houding.

## 8.3 Algemene palpatie

Geen bijzonderheden.

## 8.4 Functieonderzoek

Het functieonderzoek van de sacro-iliacale gewrichten en de lumbale wervelkolom is normaal. Ook het heuponderzoek is negatief.

## 8.5 Interpretatie

De reeds jaren bestaande rugklachten doen anamnestisch vooral denken aan een vorm van segmentale instabiliteit. De scherpe begrenzing van de tintelingen doet eerder denken aan een perifere neurogene compressie. Gezien de lokalisatie gaat

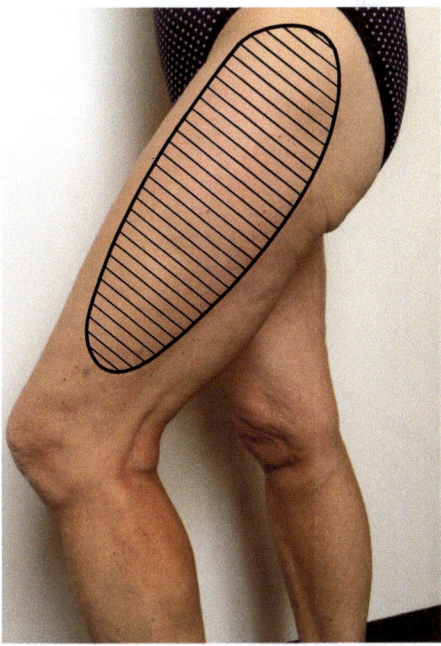

**Figuur 8.1** Locatie van de doofheid en de tintelingen nadat deze zich uitbreidden naar proximaal.

het hier waarschijnlijk inderdaad om een meralgia paraesthetica. Deze wordt veroorzaakt door compressie van de n. cutaneus femoris lateralis waar de zenuw het ligamentum inguinale doorboort (fig. 8.2).

## 8.6 Aanvullend onderzoek

De diagnose wordt bevestigd door EMG-onderzoek. De somesthetisch geëvoceerde potentialen opgewekt ter hoogte van de n. cutaneus femoris lateralis vertonen een verhoogde latentie na stimulatie links, met 3,6 milliseconden, hetgeen suggestief is voor een meralgia.

| Diagnose | | |
|---|---|---|
| Meralgia paraesthetica. | | |

## 8.7 Therapie

Behandeling van een meralgia paraesthetica geschiedt in de eerste plaats causaal. Zo kunnen bijvoorbeeld een beenverkorting, adipositas, zwangerschap, een korset en te strakke kleding compressie van de n. cutaneus femoris lateralis veroorzaken. In het geval van de hier beschreven patiënte kon geen van de mogelijke oorzaken worden aangetoond. Ook verder uitdiepen van de anamnese leverde geen nieuwe gezichtspunten op.

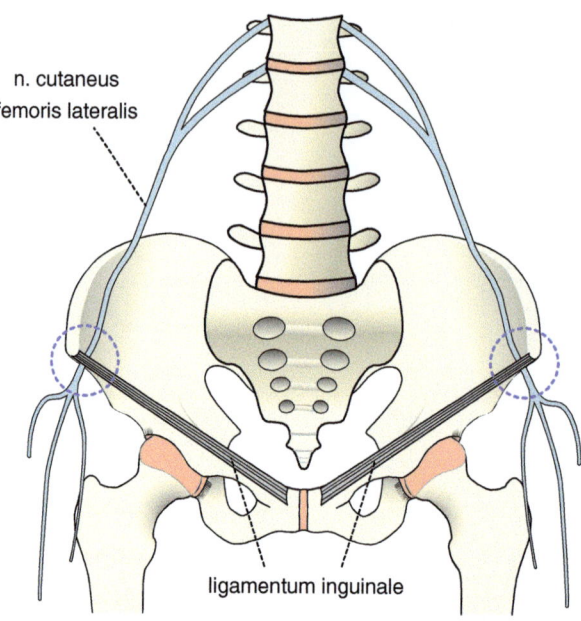

**Figuur 8.2** Een meralgia paraesthetica wordt veroorzaakt door compressie van de n. cutaneus femoris lateralis waar de zenuw het ligamentum inguinale doorboort (*paarse cirkels*).

Bij het ontbreken van een bepaalde oorzaak kan men kiezen uit het chirurgisch vrijleggen van de zenuw of een perineurale infiltratie met een lokaal anestheticum, gemengd met een corticosteroïd. Deze patiënte kreeg een infiltratie: Een 5 cm lange naald werd 1 cm mediaal van de spina iliaca anterior superior en juist craniaal van het ligamentum inguinale verticaal ingebracht. Zodra de patiënte haar typische symptomen aangaf, werd de naald iets teruggetrokken en vervolgens vond langzame injectie plaats.

## 8.8 Follow-up

Een week na de injectie is de patiënte geheel klachtenvrij. Ook zes weken later is dit nog het geval. Kennelijk is hier één infiltratie voldoende geweest om de vicieuze cirkel te doorbreken.

▶ Hoofdstuk 9 gaat dieper in op de oorzaken, diagnostiek en therapeutische mogelijkheden bij deze aandoening.

# Addendum: meralgia paraesthetica

*Koos van Nugteren*

**Introductie**

In dit addendum wordt dieper ingegaan op compressie van de n. cutaneus femoris lateralis ter plaatse van zijn passage door het ligamentum inguinale, ofwel een meralgia paraesthetica. Achtereenvolgens worden beschreven:
- de anatomie van de zenuw,
- mogelijke oorzaken van de zenuwcompressie,
- symptomatologie,
- klinische tests,
- conservatieve en operatieve behandeling.

## 9.1 Inleiding

Meralgia paraesthetica is een compressieneuropathie van de n. cutaneus femoris lateralis bij zijn passage door het ligamentum inguinale. Het gevolg is pijn of neurologische symptomen in het anterolaterale deel van het bovenbeen.

De aandoening wordt meestal gezien bij mensen rond 30 tot 40 jaar, maar kan in principe in alle leeftijdsgroepen ontstaan. De incidentie ligt rond 4 gevallen per 10.000. Bij diabetespatiënten is deze incidentie een factor vijf hoger[1].

De diagnose meralgia paraesthetica kan worden overwogen als hooglumbale pathologie onwaarschijnlijk wordt geacht. Wortelprikkeling van L1, L2 en L3 kan namelijk dezelfde symptomen veroorzaken. Differentiaaldiagnostisch moet men dus altijd denken aan lumbale stenose en een hooglumbale discushernia.

## 9.2 Anatomie

De n. cutaneus femoris lateralis wordt in de plexus lumbalis gevormd uit zenuwwortels afkomstig van L1, L2 en/of L3[2]. Verschillende combinaties zijn mogelijk, zoals L1 en L2, L2 en L3, L2 alleen, of L3 alleen. De n. cutaneus femoris lateralis is een sensibele zenuw die vanaf de plexus lumbalis door het bekken verloopt naar het ligamentum inguinale. Daar waar de zenuw het ligamentum inguinale doorboort en dus het bekken verlaat, kan een compressieneuropathie ontstaan. De afstand tussen de spina iliaca anterior superior en de passage door het ligamentum inguinale verschilt per individu (fig. 9.1). De afstand varieert van enkele millimeters tot 7 cm[3]. Gebleken is dat een kleine afstand tot de spina predisponeert tot het krijgen van een compressieneuropathie. De gemiddelde afstand is bij meralgiepatiënten 0,52 cm terwijl deze onder een gezonde groep mensen gemiddeld 1,79 cm bedraagt[3].

Onder de zenuw bevinden zich tevens de m. sartorius en de m. iliacus, en in geval van een relatief mediale doorgang ook de m. psoas major. Soms heeft de zenuw verbindingen (anastomosen) met de n. femoralis en/of n. genitofemoralis[2].

## 9.3 Etiologie

Mogelijke oorzaken en predisponerende factoren:[1]
- adipositas (BMI > 30);
- zwangerschap;
- het dragen van strakke riemen;
- bij militairen en politie: het dragen van wapens aan de riem;
- strakke veiligheidsgordels in de auto;
- direct trauma;
- lokaal spierspasme;
- hematoom;
- metabole factoren, zoals: diabetes, alcoholisme en loodvergiftiging;
- iatrogene oorzaken, zoals:
  - gewrichtsvervangende heupoperaties bij een voorste benadering: resurfacing van de heup geeft een hoger risico dan een klassieke totale heupoperatie;
  - wervelkolomchirurgie;

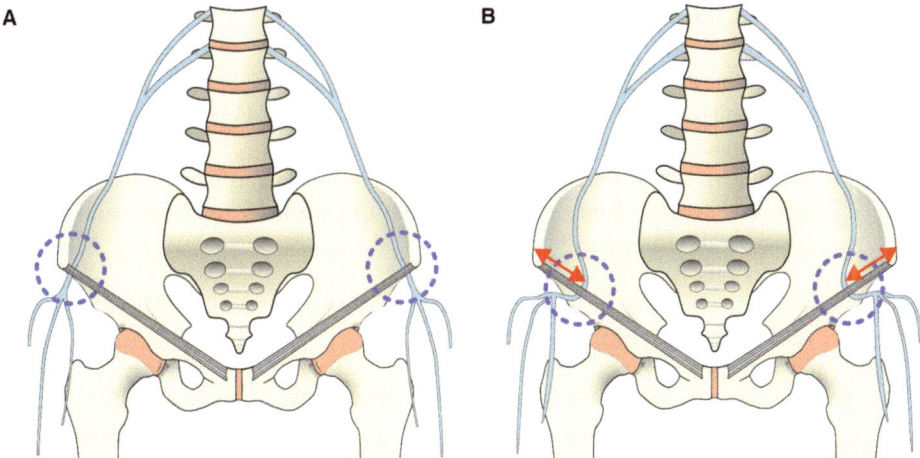

**Figuur 9.1** De afstand tussen de spina iliaca anterior superior en de passage door het ligamentum inguinale varieert van enkele millimeters (A) tot 7 cm (B: cirkels en rode pijlen).

- minder vaak: het 'oogsten' van botweefsel van de bekkenkam (autograft);
- gynaecologische operaties.

## 9.4 Symptomatologie

Een of meer van onderstaande symptomen kunnen optreden in het anterolaterale deel van het bovenbeen:
- pijn,
- branderig gevoel,
- tintelingen,
- doof gevoel,
- spierpijn,
- gevoel van kou,
- stroomgevoelens.

De symptomen kunnen optreden bij lang staan of wandelen. Als men vervolgens gaat zitten, worden de symptomen vaak weer minder. De klinische presentatie van deze aandoening verschilt echter sterk. Er hoeft niet altijd sprake te zijn van pijn, maar soms is juist sprake van hevige pijn. In ongeveer driekwart van de gevallen bevinden de symptomen zich alleen in het laterale deel van het bovenbeen terwijl in circa een kwart van de gevallen het anterolaterale deel is aangedaan[4].

## 9.5 Klinische tests

Verschillende klinische tests zijn voor deze aandoening beschreven. De betrouwbaarheid moet men echter in twijfel trekken: geen enkele klinische test is uitgebreid onderzocht op de waarde ervan.

### 9.5.1 Compressietest

Uitvoering: de patiënt ligt in zijlig op de niet-aangedane zijde. De onderzoeker duwt de bovenliggende bekkenhelft naar beneden gedurende 45 seconden. Hierbij worden de beide bekkenhelften tegen elkaar geduwd.

Bij deze test wordt het ligamentum inguinale enigszins ontspannen en ondergaat de aangedane zenuw minder druk. Als de patiënt vermindering van klachten ervaart, is de test positief[5].

### 9.5.2 Zenuw rektest

Uitvoering: de patiënt ligt in zijlig op de niet-aangedane zijde. Het onderste been is gebogen. De onderzoeker stabiliseert het bekken met de ene hand en buigt het bovenliggende been in de knie terwijl de heup in hyperextensie en adductie wordt gehouden. Aan de anterieure zijde van de heup worden nu weke delen en zenuw gerekt.

De test is positief als hierbij klachten ontstaan of toenemen[1].

### 9.5.3 Kloptest van Tinel

Kloppen op de zenuw ter plaatse van het ligamentum inguinale provoceert pijn in geval van een meralgia paraesthetica.

## 9.6 Neurografie

Bij neurografisch onderzoek[1] wordt de zenuw op verschillende plaatsen elektrisch geprikkeld. Hierdoor ontstaat een actiepotentiaal langs de zenuw, die elders op de zenuw kan worden geregistreerd met afleidelektrodes. Op deze manier kan de geleidingssnelheid worden berekend. Een neurografisch onderzoek is in geval van een meralgia paraesthetica niet altijd goed uit te voeren. Overmatig vetweefsel is een beperkende factor voor een goed neurografisch onderzoek van de n. cutaneus femoris lateralis.

**MRI-neurografie**  MRI-neurografie betreft het in beeld brengen van de zenuw met een hogeresolutie-MRI. Het is een alternatieve mogelijkheid om afwijkingen in de zenuw te visualiseren[6]. Deze techniek kan echter nog niet in ieder ziekenhuis worden toegepast.

## 9.7 Zenuwblokkade

Bij een zenuwblokkade wordt een verdovende injectie gegeven ter plaatse van het ligamentum inguinale, 1 cm mediocaudaal van de spina iliaca anterior superior. Dit is de plaats waar de zenuw in de meeste gevallen het bekken verlaat. De test wordt als positief beschouwd, als de patiënt direct klachtenvrij is en ook klachtenvrij blijft gedurende minimaal een half uur.

---

1  Neurografie is een onderdeel van een elektromyografisch onderzoek (EMG) waarbij zowel neurografisch als myografisch onderzoek wordt gedaan.

## 9.8 Therapie

In eerste instantie moet men trachten te achterhalen wat de oorzaak van de compressie is. In geval van adipositas wordt uiteraard aangeraden af te vallen. Als de patiënt gewend is om riemen te dragen, wordt aangeraden dit zoveel mogelijk te beperken. In geval van zwangerschap zal het probleem zich vanzelf oplossen.

*Afvallen*

*Riemen*

### 9.8.1 Fysiotherapie

Men kan proberen door middel van massage het ligamentum inguinale wat soepeler te maken om hiermee de zenuwcompressie te verminderen. De patiënt kan, na instructie van de fysiotherapeut, de massage in dit gevoelige gebied ook zelf thuis uitvoeren[7]. Evidentie van deze therapievorm is er echter nauwelijks.

De spieren die de zenuw omringen, kunnen betrokken zijn bij de compressie. Daarom wordt aangeraden vooral de m. iliopsoas te rekken[7]. Verder kunnen rekoefeningen worden gegeven voor de m. rectus femoris, de m. sartorius en de m. tensor fasciae latae.

*Massage*

*Rekoefeningen*

### 9.8.2 Injectie

Een injectie met een corticosteroïd en een lokaal anestheticum ter plaatse van de zenuwcompressie geeft meestal goede resultaten (83 %)[8]. De casus uit ▶ H. 8 is daarvan een voorbeeld.

### 9.8.3 Operatie

Als conservatief beleid faalt en er is sprake van ernstige symptomen, dan kan men overwegen operatief te behandelen. Men heeft twee mogelijkheden:
- Neurolyse ofwel decompressie van de zenuw. Hierbij wordt de zenuw losgeprepareerd van zijn omgeving. Ongeveer 88 % van de gevallen heeft hiermee goed resultaat[8].
- Neurectomie. Hierbij wordt de zenuw definitief uitgeschakeld door operatief een zenuwsegment weg te nemen. Het gevolg is dat de sensibiliteit van het anterolaterale deel van het bovenbeen verdwijnt. De pijn is dan weg, maar het gevoel ook. Ongeveer 94 % van de patiënten die worden geopereerd, is tevreden over het resultaat[8].

## Literatuur

1. Cheatham SW, Kolber MJ, Salamh PA. Meralgia paresthetica: a review of the literature. Int J Sports Phys Ther. 2013;8(6):883–93.
2. Ivins GK. Meralgia paresthetica, the elusive diagnosis: clinical experience with 14 adult patients. Ann Surg. 2000;232(2):281–6.
3. Moritz T, Prosch H, Berzaczy D, Happak W, Lieba-Samal D, Bernathova M, Auff E, Bodner G. Common anatomical variation in patients with idiopathic meralgia paresthetica: a high resolution ultrasound case-control study. Pain Physician. 2013;16(3):E287–93.

4. Seror P, Seror R. Meralgia paresthetica: clinical and electrophysiological diagnosis in 120 cases. Muscle Nerve. 2006;33(5):650-4.
5. Nouraei SA, Anand B, Spink G, O'Neill KS. A novel approach to the diagnosis and management of meralgia paresthetica. Neurosurgery. 2007;60(4):696-700.
6. Chhabra A, Del Grande F, Soldatos T, Chalian M, Belzberg AJ, Williams EH, Jalali FS, Thawait GK, Eng J, Carrino JA. Meralgia paresthetica: 3-Tesla magnetic resonance neurography. Skeletal Radiol. 2013;42(6):803-8.
7. Houle S. Chiropractic management of chronic idiopathic meralgia paresthetica: a case study. J Chiropr Med. 2012;11(1):36-41.
8. Khalil N, Nicotra A, Rakowicz W. Treatment for meralgia paraesthetica. Cochrane Database Syst Rev. 2012;12:CD004159. doi:10.1002/14651858.

# Een in vijf dagen ontstane duimspierparese bij een 59-jarige vrouw na een wedstrijdje vangvolleybal

*Koos van Nugteren*

**Introductie**
Een casus waarbij zonder duidelijke oorzaak hevige pijn ontstaat van nek, schouder, arm en hand. Als na enkele dagen ook krachtsverlies in de hand optreedt, wordt duidelijk dat er een neurologische oorzaak moet zijn. Een cervicale hernia?

> Een 59-jarige vrouw meldde zich aan voor een éénmalig fysiotherapeutisch consult. Haar probleem betrof haar rechterschouder, arm en hand. Vooral over haar hand maakte ze zich zorgen: de laatste twee weken was zij namelijk niet meer in staat haar rechterduim te buigen. Er was niets traumatisch gebeurd. Wel had zij ongeveer drie weken geleden vangvolleybal gespeeld. Hierbij wordt de bal niet geslagen met handen of onderarmen, maar gevangen en vervolgens gegooid. In de dagen daarna ontstond er een nare venijnige pijn in haar nek, schouder en rechterarm (VAS 7-8). Ook had ze moeite en pijn bij het naar rechts kijken. Na vier dagen ontstond krachtsverlies in haar duim. Zij bemerkte dit bij het pakken van voorwerpen: het bleek onmogelijk het laatste kootje van de duim te buigen en ze liet dus regelmatig dingen uit haar hand vallen. In de loop van de dagen die volgden, werd de pijn wat minder, maar het onvermogen de duim te buigen bleef.

- Status praesens

De pijn, hoewel nog steeds aanwezig, is inmiddels duidelijk minder dan in de eerste week na het vangvolleybal. Als zij tracht haar duim te buigen, is dit *niet* pijnlijk; zij heeft meer het gevoel geen controle te hebben over deze beweging. Verder bestaat er wel pijn in haar bovenarm en onderarm. Die pijn is niet duidelijk segmentaal gelokaliseerd. De duim kan in het interfalangeale gewricht niet actief buigen. Metacarpofalangeaal is dit wel mogelijk.

## 10.1 Inspectie

Geen bijzonderheden.

## 10.2 Functieonderzoek

De nek is nu vrijwel in orde. Alleen cervicale extensie is licht pijnlijk in de rechterarm. Bewegingen in de schoudergordel (elevatie-depressie en protractie-retractie) provoceren enigszins de pijn in haar rechterarm. De mobiliteit van al haar gewrichten in de rechterarm is normaal.

Weerstandstests maken duidelijk dat alleen de flexie in het interfalangeale gewricht van de duim volledig is uitgevallen. Bij alle andere weerstandstests van arm en hand is de kracht normaal.

De test van Roos (zie kader en fig. 10.1) provoceert lichte pijn in de bovenarm. Er ontstaan hierbij geen sensibiliteitsveranderingen in de zin van paresthesieën of hypesthesieën.

Roostest

> **De test van Roos**
> De test van Roos kan worden uitgevoerd bij een patiënt die men verdenkt van een thoracic-outletsyndroom. Het type thoracic-outletsyndroom is hierbij niet van belang.
> Uitvoering: de patiënt zit of staat met de armen in 90° abductie en de ellebogen 90° gebogen. Vervolgens opent en sluit de patiënt de handen

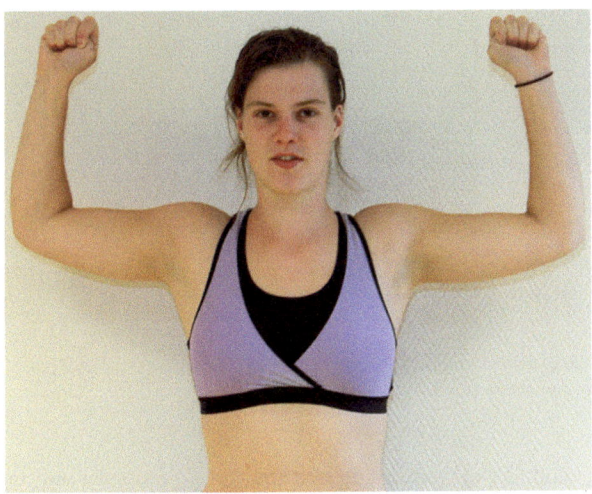

◘ **Figuur 10.1** Roostest; de handen worden afwisselend geopende en gesloten.

gedurende een minuut.[1] De test is positief als er aan de aangedane zijde symptomen optreden die horen bij het thoracic-outletsyndroom, zoals: blauwverkleuring, bleekheid, vermoeidheidsgevoel, al of niet gecombineerd met neurologische symptomen.

Na uitvoering van de roostest kan de onderzoeker palperen of de pulsaties van de radiale pols verminderd of verdwenen zijn. Als dit alleen aan de aangedane zijde het geval is, wordt de kans groter dat er sprake is van een thoracic-outletsyndroom.

## 10.3 Palpatie

Palpatie van onderarmspieren, pols en hand levert geen bijzonderheden op in de zin van pijn. Wel blijkt dat bij plotseling toegepaste druk op de m. flexor pollicis longus het laatste duimkootje iets flecteert. Door kort en vrij plotseling druk te geven op deze spier (iets radiaal gelegen van de duidelijk zichtbare pees van de flexor carpi radialis) is een lichte flexiebeweging van het laatste duimkootje duidelijk zichtbaar (◘ fig. 10.2).

## 10.4 Interpretatie

Als er onvermogen bestaat een bepaald gewricht actief te bewegen (en wel passief), zijn er – afgezien van psychologische oorzaken – in principe twee mogelijkheden: of er is sprake van een ruptuur, of er bestaat een parese. De laatstgenoemde

---

1  Soms wordt in de literatuur een tijd van twee of drie minuten aangeraden; dit leidt echter tot meer vals-positieve uitslagen.

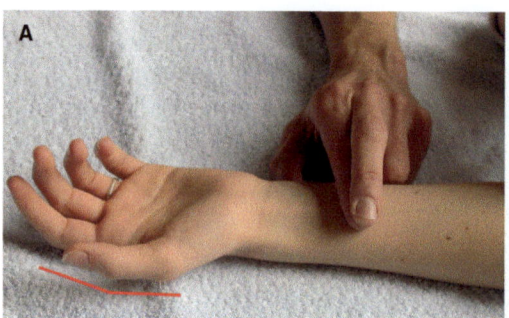 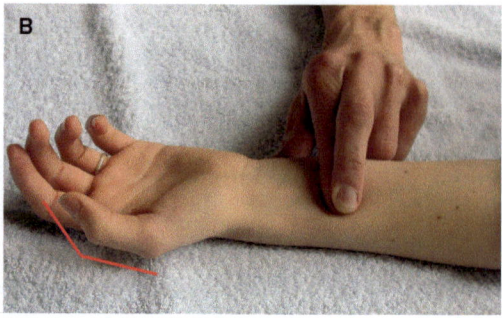

▶ **Figuur 10.2**   A: De duim is vrijwel gestrekt vóór druk op de m. flexor pollicis longus. B: Tijdens druk op de m. flexor pollicis longus ontstaat lichte flexie in het interfalangeaal gewricht van de duim.

palpatietechniek maakt duidelijk dat een totale ruptuur van de eindpees van de m. flexor pollicis longus uitgesloten kan worden. Bij de meeste ('gezonde') mensen kan deze proef met duidelijk zichtbaar resultaat uitgevoerd worden. Ook voor de overige lange vingerflexoren in de onderarm kan op deze manier beweging van de vingers zichtbaar gemaakt worden.[2]

Aangezien een ruptuur hiermee uitgesloten is, moet er dus sprake zijn van een geïsoleerde totale parese van m. flexor pollicis longus. Innervatie: een aftakking (ramus muscularis) van de n. interosseus antebrachii anterior (C7-C8).

### De n. interosseus antebrachii anterior

De n. interosseus antebrachii anterior is een vrijwel volledig motore zenuw, die zich afsplitst van de n. medianus (▶ fig. 10.3). De afsplitsing bevindt zich iets distaal van de m. pronator teres. Vervolgens loopt de n. interosseus antebrachii anterior door richting pols, tussen de m. flexor pollicis longus (aan de radiale zijde) en de m. flexor digitorum profundus (aan de ulnaire zijde) door. Op verschillende niveaus worden aan deze spieren links en rechts takjes afgegeven. Verder distaal geeft de zenuw zijn laatste *motorische* takjes af aan de m. pronator quadratus. De zenuw eindigt ten slotte in het volaire kapsel van de pols. Een deel van het volaire kapsel wordt sensibel geïnnerveerd door dit laatste deel van de n. interosseus antebrachii anterior.

Een parese van een enkele onderarmspier zonder voorafgaand trauma is buitengewoon vreemd. Een neurologische uitval als gevolg van een nekhernia of een thoracic-outletsyndroom zal zelden of nooit een geïsoleerde totale parese te zien geven. Bovendien zijn er geen vasculaire symptomen die passen bij een thoracic-outletsyndroom.[3] De pijn in de arm, geprovoceerd door schoudergordelbewegingen, de roostest die als pijnlijk wordt ervaren *en* de pijnlijke rechtsrotatie in de nek (vergelijk

---

2   De test komt overeen met de test van Simmonds, waarbij in de kuit wordt geknepen om vast te stellen of de achillespees nog intact is: plantaire flexie van de voet tijdens het knijpen betekent: geen ruptuur.
3   Een puur neurologisch thoracic-outletsyndroom is uiterst zeldzaam.

## 10.4 · Interpretatie

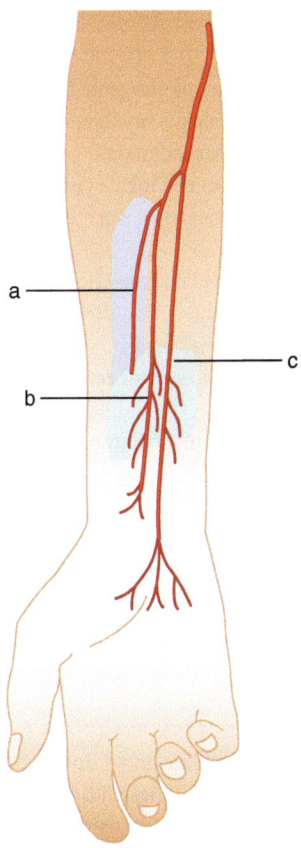

**Figuur 10.3** Het verloop van de n. interosseus antebrachii anterior. **a** Ramus muscularis van de n. interosseus antebrachii anterior die de m. flexor pollicis longus innerveert. **b** Tak van de n. interosseus antebrachii anterior die de m. flexor digitorum profundus en de m. quadratus motorisch innerveert. Het meest distale deel is een sensibele tak die het volaire polskapsel innerveert. **c** N. medianus.

proef van Adson) wijzen overigens wel op een geïrriteerde plexus brachialis. Als we ervan uitgaan dat de vangvolleybalwedstrijd, de pijn in de arm en de parese met elkaar in verband staan, dan kan hier sprake zijn van een neuralgische amyotrofie, ook wel genoemd het parsonage-turnersyndroom.

Na overleg met de verwijzer wordt de patiënte naar de afdeling neurologie verwezen in het plaatselijke academische ziekenhuis. Na het maken en beoordelen van een EMG wordt de diagnose bevestigd. Het EMG laat overigens zien dat de parese toch iets uitgebreider is dan aanvankelijk werd gedacht: ook de m. pronator quadratus blijkt uitgevallen: deze spier wordt *ook* geïnnerveerd door de n. interosseus antebrachii anterior. Het is een van de voorkeursplaatsen (een distale variant) van een neuralgische amyotrofie. Klinisch is mij een krachtsvermindering van de pronatie overigens niet opgevallen.

## 10.5 Aanvullend onderzoek

Ter uitsluiting van zeldzame pathologie zoals een tumor in het plexusgebied of een cervicale discushernia, wordt een MRI-scan gemaakt van de plexus brachialis en de cervicale wervelkolom. Deze MRI-scans leveren geen bijzonderheden op.

Differentiaaldiagnostisch zou men nog kunnen denken aan een lokale compressie van de n. interosseus antebrachii anterior. Goede argumenten *tegen* een compressieneuropathie zijn:

- het subacute begin: een niet-traumatische compressie van een zenuw heeft meestal een geleidelijk progressief verloop;
- de ernst en lokatie van de pijn: de arm, de schouder *en* de nekregio;
- de volledigheid van de uitval: bij een compressie betreft het meestal een partiële uitval;
- de spontane vermindering van pijn na het uitvallen van de musculatuur.

> **Diagnose**
>
> Neuralgische amyotrofie (parsonage-turnersyndroom).

## 10.6 Therapie

Een oorzakelijke therapie kan niet gegeven worden. De patiënte moet spontaan herstel afwachten. Symptomatische behandeling in de zin van pijnbestrijding door medicatie kan overwogen worden. Deze patiënte gaf echter de voorkeur aan afwachtend beleid. De mate van pijn neemt in het algemeen in de loop van een aantal weken af. Herstel van de gedenerveerde musculatuur kan heel lang duren. Beschadigde zenuwen herstellen zich immers traag: een zenuw groeit ongeveer 0,5 tot 3 mm per dag. Volledig herstel na een aanval van neuralgische amyotrofie is mogelijk, maar vaak blijven er geringe partiële paresen bestaan.

## 10.7 Follow-up

**Na twee maanden**

Ruim twee maanden later zie ik de patiënte terug. Haar duim vertoont nog steeds geen tekenen van herstel. De pijn die aanvankelijk vrijwel verdwenen was, is nu teruggekomen na een val voorover. Zij heeft zich hierbij opgevangen op haar handen. Het karakter van de pijn is nu anders dan voorheen. De pijn bestrijkt nu een groot gebied en trekt van haar nek en schouderblad tot in haar hand. Zij krijgt een naar gevoel in haar arm als ze haar arm omlaag laat hangen. Het liefst legt ze haar arm hoog: dit is exact wat mensen doen die lijden aan een thoracic-outletsyndroom met – naast vasculaire compressie – costoclaviculaire compressie van de plexus brachialis. Door de arm hoog te leggen verdwijnt de druk op de plexus (release-fenomeen). Een wat geïrriteerde plexus brachialis kan nog vrij lang bestaan na een doorgemaakte neuralgische amyotrofie. Extra irritatie na een val, of het laten afhangen van een arm zijn factoren die neuralgische symptomen kunnen oproepen.

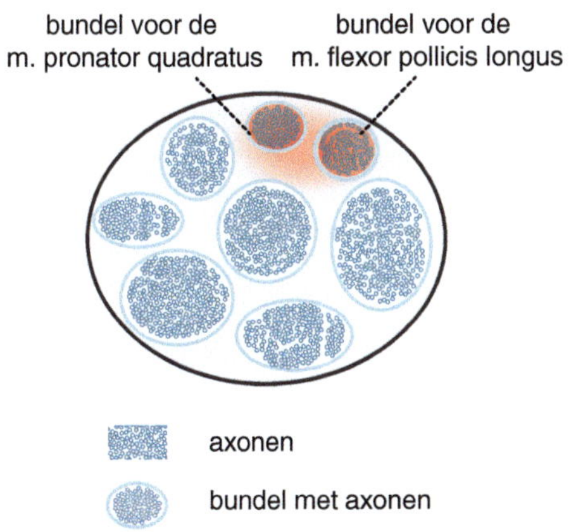

**bundel voor de m. pronator quadratus**

**bundel voor de m. flexor pollicis longus**

axonen

bundel met axonen

**Figuur 10.4** De geïsoleerde uitval kon bij deze patiënte ontstaan doordat binnen het proximale deel van de aangedane zenuw schade ontstond aan slechts een of enkele zenuwbundels.

Een half jaar na het begin van de aandoening komen de eerste tekenen van reïnnervatie. Het topje van de duim laat weer een heel lichte beweging zien. Een herhaling van het EMG laat vervolgens zien dat de denervatie van de m. pronator quadratus minder uitgesproken is dan tijdens het eerste EMG-onderzoek.

**Na een half jaar**

Na drie jaar ontmoet ik de patiënte bij toeval. Zij is dan volledig klachtenvrij. Zij vertelt mij dat het in totaal twee jaar geduurd heeft voor zij weer een normale spierkracht had.

**Na drie jaar**

## 10.8 Bespreking

Neuralgische amyotrofie is een aandoening die wordt gekenmerkt door een periode van hevige pijn in nek, schouder en arm, gevolgd door een parese van een of enkele spieren van de homolaterale arm en/of schouder. De aandoening wordt veroorzaakt door een inflammatoir proces van zenuwbundels binnen de trunci (afzonderlijke 'zenuwen') van de plexus brachialis. De inflammatie wordt vermoedelijk veroorzaakt door een auto-immuunreactie van het lichaam op lichaamseigen zenuwweefsel (axonen). Hoewel de inflammatie proximaal in de zenuw gelokaliseerd is, ontstaat er na verloop van tijd soms uitval van alleen *distaal* gelokaliseerde musculatuur. Deze casus is een voorbeeld daarvan.

**Neuralgische amyotrofie**

De geïsoleerde uitval kon bij deze patiënte ontstaan doordat binnen het proximale deel van de aangedane zenuw schade ontstond aan slechts een of enkele zenuwbundels. Dit waren de zenuwbundels met daarin axonen die de m. flexor pollicis longus en m. pronator quadratus innerveerden ( fig. 10.4).

Neuralgische amyotrofie is nog niet zo heel bekend onder fysiotherapeuten en artsen. De indruk bestaat dat de diagnose nogal eens wordt gemist. Pijn en motorische uitval in de arm worden soms ten onrechte geïnterpreteerd als symptomen van zenuwcompressie, zoals een thoracic-outletsyndroom of een radiculopathie ten gevolge van een cervicale hernia. De incidentie van neuralgische amyotrofie is hierdoor niet met grote zekerheid te bepalen.

**Behandeling**   Een effectieve behandelmethode is nog niet voorhanden. Wel zijn er aanwijzingen dat na een stootkuur met prednison in de acute fase van de aandoening, de inflammatie, wat sneller uitdooft, hetgeen de mate van beschadiging en uitval van de zenuw beperkt.[1]

### Literatuur

1. Alfen N van, Engelen BG van, Hughes RA. Treatment for idiopathic and hereditary neuralgic amyotrophy (brachial neuritis). Cochrane Database Syst Rev. 2009 Jul 8;(3):CD006976.

# Een 55-jarige man met pijn en gevoelloosheid in de rechterkuit

*Pat Wyffels*

**Introductie**
Paresthesieën, gevoelloosheid en krachtsverlies in een been suggereren perifeer zenuwletsel. Bij deze patiënt zijn er echter behalve neurologische ook vasculaire symptomen. Zouden deze twee zaken samenhangen en wat kan de gemeenschappelijke oorzaak zijn?

> Deze 55-jarige patiënt was bij mij bekend wegens claudicatio intermittens tijdens bergop fietsen, veroorzaakt door een ongewoon hoge stenose, waarbij de initiële beeldvorming met eerst een echodoppler en later een arteriografie van de onderste extremiteiten volledig normaal was. Slechts bij het zoeken naar een extrinsieke druk op de bekkenarteriën met een CT-scan van het kleine bekken werd een belangrijke stenose gevonden boven de aortabifurcatie (◘ fig. 11.1), die met een ballondilatatie bevredigend werd verholpen. De patiënt kon daarna weer prima bergop fietsen.
>
> Anderhalf jaar later bezocht deze patiënt mij opnieuw wegens pijn in de linkerkuit, met gevoelloosheid en lichte paresthesieën van het gehele linkeronderbeen. De pijn kwam niet typisch op tijdens belasting, maar was eerder constant aanwezig, waarbij de intensiteit fluctueerde. De pijn was draaglijk en niet te beïnvloeden door beweging of verandering van houding.

## 11.1 Inspectie

Het linkeronderbeen is licht gezwollen en discreet cyanotisch.

## 11.2 Algemene palpatie

Het linkeronderbeen voelt duidelijk kouder aan dan het rechteronderbeen.

## 11.3 Functieonderzoek

Het functieonderzoek van de lumbale wervelkolom, de sacro-iliacale gewrichten, heupen en knieën is normaal. Er is een licht verminderde kracht bij extensie van de linkerenkel en de grote teen.

## 11.4 Interpretatie

Deze geschiedenis past voorlopig niet bij een klassiek orthopedisch of neurologisch beeld, ook al is er sprake van neurologische symptomatologie, zowel anamnestisch (tintelingen) als bij onderzoek (krachtsvermindering). De mogelijke evolutie naar een dropping foot (krachtsvermindering van de extensie van de enkel) baart zorgen.

Er zijn geen oorzakelijke aanknopingspunten: het functieonderzoek van de lumbale wervelkolom is normaal en de tintelingen in het gehele onderbeen kunnen niet door een wortelcompressie worden verklaard. De verkleuring lijkt eerder een veneus probleem en de koude eerder een arterieel probleem. Dit mede gezien de voorgeschiedenis van claudicatio intermittens als gevolg van stenose van de aorta abdominalis (◘ fig. 11.1).

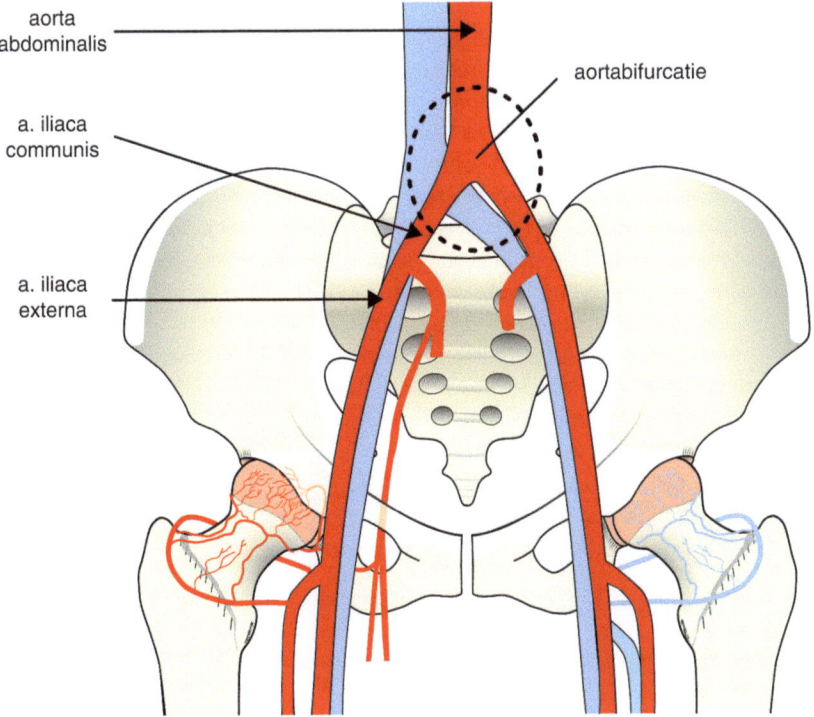

 **Figuur 11.1** De aortabifurcatie is de plaats waar de aorta zich splitst in de linker en rechter arteria iliaca communis.

**Vervolg van de casus**

Ik besluit de patiënt in eerste instantie door te sturen naar een vasculair chirurg voor uitsluiting van vaatpathologie. Zou een arterieel probleem ook een vasculaire *neuropathie* kunnen veroorzaken?

De patiënt wordt gezien op de consultatie vasculaire heelkunde van het Universitair Ziekenhuis in Antwerpen, waar men de klinische bevindingen bevestigt. Vasculair noch veneus noch arterieel kan men een oorzaak aanwijzen. Verder onderzoek wordt voorgesteld, maar de patiënt heeft andere prioriteiten: hij wil eerst gaan skiën en heeft daarna nog bezigheden in de winkel waar hij vroeger actief was om de eindejaarsdrukte mee op te vangen.

Pas ruim twee maanden later zie ik de patiënt terug met uitgesproken pijn in de rechterkuit na het skiën. Op beide kuiten zie ik een dieprode uitslag, rechts meer dan links. De aflijning is scherp en rechtlijnig proximaal, ter hoogte van de bovenrand van de skischoen, dus veroorzaakt door druk. De uitslag verdwijnt niet bij glasdruk, hetgeen met zekerheid wijst op een onderhuidse bloeding. De dropping foot is toegenomen en er is nu sprake van duidelijk oedeem met pitting.

Echografisch onderzoek toont geen afwijkingen. Binnen enkele dagen wordt de pijn ondraaglijk en is het oedeem sterk toegenomen.

**CT-scan**

Ik laat met spoed een CT-scan maken van het kleine bekken, om uit te sluiten dat daar een compressie op het veneus en arterieel vaatsysteem en op de zenuwstructuren bestaat. Deze CT-scan is volledig normaal. De volgende dag is de dropping foot volledig. Ik verwijs de patiënt onmiddellijk naar de afdeling neurologie van het UZA. Hij heeft nu ondraaglijke pijn, die nauwelijks reageert op pijnstilling.

**MRI**

MRI van het linkerbovenbeen brengt de oplossing: de opname toont een maligniteit, ter hoogte van het distale een derde deel van het bovenbeen, met compressie van de n. ischiadicus. Bij de patiënt werd vrijwel direct een biopsie verricht, waarbij ervan uitgegaan werd dat amputatie onvermijdelijk zou zijn. Gelukkig bleek dit niet nodig, omdat er sprake was van een hooggradig non-hodgkinlymfoom, zodat een medicamenteuze behandeling met cytostatica kon worden ingesteld.

### Diagnose

Hooggradig non-hodgkinlymfoom[1] met compressie van de n. ischiadicus.

## 11.5 Interpretatie

- De compressie op de n. ischiadicus veroorzaakte de dropping foot.
- Een trombopenie[2] als bijverschijnsel bij een tumor was verantwoordelijk voor de purpura (onderhuidse bloeding) door druk van de skischoenen.
- Het oedeem en de lichte cyanose werden veroorzaakt door een aantasting van het autonoom zenuwstelsel van het linkeronderbeen; ook de stase ten gevolge van de dropping foot veroorzaakte oedeem.

## 11.6 Therapie

De patiënt werd behandeld met zes kuren cytostatica.

## 11.7 Follow-up

Pijn en zwelling verdwenen binnen enkele weken.

---

1 Non-hodgekinlymfoom: maligne lymfekliertumor. Deze tumoren kunnen ook elders in het lichaam, buiten de lymfeklieren ontstaan. Hooggradig betekent in dit verband: snelgroeiend.
2 Trombopenie ofwel trombocytopenie betreft een vermindering van het aantal trombocyten (bloedplaatjes) in het bloed.

De dropping foot recupereerde niet, maar de patiënt kan nu, negen maanden na het begin van de chemotherapie, met een aangepaste brace 60 km per dag fietsen. Hij loopt zonder problemen en kan zelf zijn gazon maaien. De patiënt is heel gelukkig: van ondraaglijke pijn met het vooruitzicht van een amputatie naar weer een zo goed als normaal leven kunnen leiden. Onlangs boekte hij opnieuw een skivakantie. Hieraan moet wel worden toegevoegd dat de prognose, ondanks de volledige remissie, gereserveerd is.

# Een 34-jarige vrouw met na een val ontstane, therapieresistente mediale kniepijn

*Dos Winkel en Marc Martens*

## Introductie

Pijn aan de mediale zijde van de knie kan verschillende orthopedische oorzaken hebben, onder andere een mediaal meniscusletsel, plicasyndroom, patella-instabiliteit met een mediaal patellofemoraal ligamentletsel, tendopathie van de pes anserinus of een mediale hoffitis. Als er echter ook neurologische symptomen aanwezig zijn, moet men aan een heel andere vorm van pathologie denken.

> Tijdens het uitoefenen van haar grote liefhebberij, volksdansen, kwam een 34-jarige vrouw ongelukkig ten val. Zij kon zich niet meer precies herinneren hoe zij gevallen was, maar zij had vrijwel direct pijn aan de mediale zijde van de knie. Dit ongeval gebeurde ruim twee jaar geleden. De patiënte werd behandeld met medicatie en fysiotherapie, maar zonder resultaat. Volksdansen was niet meer mogelijk vanwege de pijn. Ook in bed had zij soms klachten.
> Na ongeveer een jaar werd een artroscopie uitgevoerd, op vermoeden van meniscuslaesie. De artroscopie was negatief; alle structuren waren gaaf. Ook röntgenonderzoek, echografie en MRI leverden niets op.
> Toen ik de patiënte voor de eerste keer zag, was het functieonderzoek negatief, maar er was hevige drukpijn ter hoogte van de mediale gewrichtsspleet en ook direct distaal en proximaal hiervan. Op verdenking van een randscheur met degeneratieve veranderingen werd de meniscus lokaal geïnfiltreerd met een lokaal anestheticum. Hierdoor verdween de lokale drukpijn in de gewrichtsspleet, de overige drukpijn bleef evenwel bestaan.
> Bij het tweede consult was het functieonderzoek weer negatief, maar was de meeste drukpijn nu ter hoogte van het vetlichaam van Hoffa gelokaliseerd. Opnieuw werd een lokale verdoving gegeven, maar weer zonder enig resultaat.
> Enkele maanden later zag ik de patiënte opnieuw. Ik besloot van voren af aan met het klinisch onderzoek te beginnen.

## 12.1 Inspectie

Geen bijzonderheden, zelfs niet de minste atrofie.

## 12.2 Palpatie

Normale temperatuur van de knie.

## 12.3 Functieonderzoek

Geheel negatief.

## 12.4 Palpatie

Opnieuw palpatie van de pijnlijke regio. De pijnlokalisatie is inmiddels iets uitgebreid, de pes anserinus superficialis is zeer drukpijnlijk, maar flexie van de knie tegen weerstand is negatief. Uiteindelijk vraag ik de patiënte of de pijn misschien ook uitstraalt, waarop zij antwoordt dat dit inderdaad het geval is. De pijn straalt uit naar distaal tot ongeveer halverwege het onderbeen.

'Kunt u de pijn beschrijven?' 'Soms is het een doof gevoel, dan weer eerder wat branderig,' zegt de patiënte. Op dat moment weet ik uiteraard wat ik steeds over het hoofd heb gezien, terwijl ik toch al verschillende patiënten met hetzelfde letsel heb behandeld: Er is sprake van een compressieneuropathie van de n. saphenus, waarschijnlijk ter hoogte van het subsartoriale kanaal, waar de zenuw meer oppervlakkig komt te verlopen. Bij druk op dit punt, ongeveer 10 cm proximaal van de mediale gewrichtsspleet, geeft de patiënte niet alleen lokale pijn aan, maar meldt zij ook de branderige, uitstralende pijn.

## 12.5 Interpretatie

Waarschijnlijk is er destijds bij de val een hematoom geweest ter hoogte van de uittredeplaats van de n. saphenus, waardoor de zenuw indirect beschadigd of direct getroffen is.

## 12.6 Aanvullend functieonderzoek

Adductie van de heupen tegen weerstand veroorzaakt lokale én uitstralende pijn. Ditzelfde geldt voor het testen van de m. sartorius, terwijl bijvoorbeeld weerstandabductie van de heupen volledig negatief is.

| Diagnose | | |
|---|---|---|
| Compressieneuropathie van de n. saphenus. | | |

## 12.7 Therapie

De patiënte kreeg een perineurale infiltratie ter hoogte van de compressieplaats. Verder werd haar verteld dat zij van deze behandeling niet direct resultaat moest verwachten, gezien het feit dat de klachten reeds twee jaar bestonden.

## 12.8 Bespreking

Letsel van de n. saphenus is vrij zeldzaam, maar bij een negatief onderzoek van de knie met uitgesproken mediale drukpijn dient men een compressieneuropathie te overwegen.

Vooral als de neuropathie door een trauma wordt veroorzaakt, wordt het lastig te differentiëren tussen een mediaal bandletsel, een mediaal meniscusletsel, een probleem in de pes anserinus of een n. saphenuscompressie. Echter, na chirurgische ingrepen aan de mediale zijde van de knie komen letsels van de n. saphenus vrij algemeen voor[1, 2]. Dit komt doordat er veel variatie bestaat in het verloop van de zenuw ter plaatse van het kniegewricht. Vooral na een gewrichtsvervangende operatie zoals een mediale of totale endoprothese van de knie, ontstaat regelmatig schade aan de

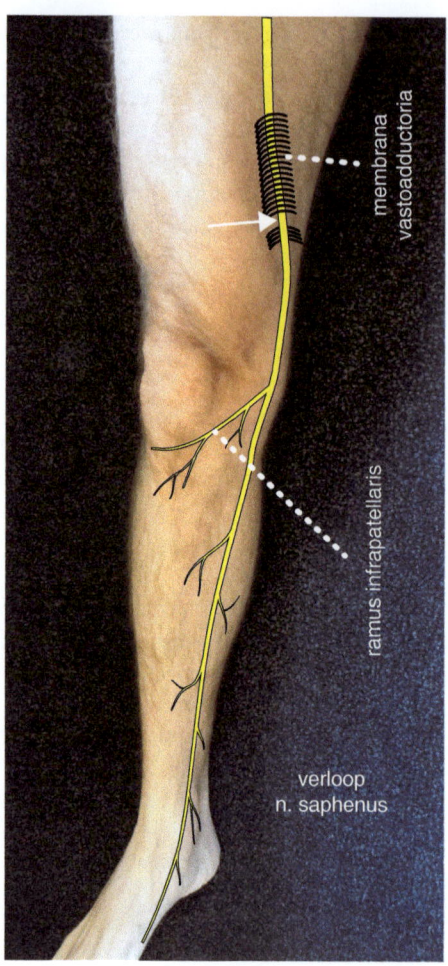

**Figuur 12.1** Anteromediaal aanzicht van het been. Ingetekend is de n. saphenus. De pijl toont de voorkeurslocatie van een compressieneuropathie.

n. saphenus. Sommige auteurs beschouwen het als een niet te vermijden complicatie bij dit type operaties. Minder frequent ontstaat zenuwschade na *artroscopische* ingrepen zoals een kruisbandoperatie[3].

**Anatomie**

De n. saphenus splitst zich van de n. femoralis af, ongeveer een handbreedte onder de liesplooi[4]. Het is een sensibele zenuw die samen met de arteria en vena femoralis in het adductorenkanaal naar beneden loopt. Op 8 à 10 cm boven de mediale femurcondyl verlaat de zenuw het kanaal door een kleine opening in de membrana vastoadductoria (fig. 12.1), een peesplaat die zich bevindt tussen de adductoren enerzijds en de m. quadriceps anderzijds. Dit is een plaats waar de zenuw relatief gemakkelijk kan worden gecomprimeerd. Bij verdenking van een n. saphenuscompressie dient men deze locatie goed te palperen. De zenuw splitst zich distaal hiervan in infrapatellaire takken ofwel rami infrapatellares (fig. 12.1), die onder andere het mediale deel van de knie sensibel innerveren. De exacte anatomie verschilt enorm per individu. Het is dan ook deze locatie waar nogal eens schade aan de zenuw optreedt tijdens knieoperaties.

Verder naar distaal innerveert de zenuw de mediale zijde van onderbeen, enkel, achillespees en voetwortel tot de basis van de grote teen[5].

Bij compressie of laesie van de n. saphenus is afwachtend beleid meestal voldoende: het probleem lost zich gewoonlijk vanzelf op. Soms is één of zijn enkele infiltraties met een anestheticum en een corticosteroïd nodig[5]. Operatief vrijleggen van de zenuw is slechts zelden nodig.

**Therapie**

## Literatuur

1. Kerver AL, Leliveld MS, den Hartog D, Verhofstad MH, Kleinrensink GJ. The surgical anatomy of the infrapatellar branch of the saphenous nerve in relation to incisions for anteromedial knee surgery. J Bone Joint Surg Am. 2013;95(23):2119–25.
2. Tennent TD, Birch NC, Holmes MJ, Birch R, Goddard NJ. Knee pain and the infrapatellar branch of the saphenous nerve. J R Soc Med. 1998;91(11):573–5.
3. Trescot AM, Brown MN, Karl HW. Infrapatellar saphenous neuralgia – diagnosis and treatment. Pain Physician. 2013;16(3):E315–24.
4. Schünke M, Schulte E, Schumacher U, Voll M, Wesker K. Anatomische Atlas: Prometheus. Algemene anatomie en bewegingsapparaat. Houten: Bohn Stafleu Van Loghum; 2005. Blz. 475.
5. Mens JM. Pseudo-arthritis of the knee caused by compression neuropathy of the saphenous nerve. Ned Tijdschr Geneeskd. 1987;131(28):1215–8.

# Een 39-jarige langeafstandloper met pijn aan de binnenenkel, ontstaan na een val van een ladder

*Marc Martens*

**Introductie**

Voetpijn achter de mediale malleolus, ontstaan na een val van de ladder suggereert een letsel, bijvoorbeeld van een ligament of gewrichtskraakbeen. Als de pijn na verloop van tijd toeneemt en gaat uitstralen naar de hiel, voetzool en tenen suggereert dit een – in de literatuur enigszins omstreden – tarsaal tunnelsyndroom. De uiteindelijke diagnose blijkt zeer verassend.

> Na een val van een ladder waarbij hij met zijn voet achter een van de sporten bleef haken, kreeg een 39-jarige mecanicien pijn aan de achterzijde van de rechter mediale malleolus. De huisarts verwees de patiënt naar een fysiotherapeut, maar wat deze ook probeerde, de pijn werd alleen maar erger. Ook niet-steroïde antiflogistica brachten geen verbetering. Joggen was na verloop van tijd niet meer mogelijk. Na inspanning nam de pijn nog meer toe. De pijn was stekend van karakter, met felle uitstraling naar de hiel en in mindere mate naar de voetzool en de tenen, soms ook naar de voetrug.

## 13.1 Inspectie

Achter de mediale malleolus van de rechtervoet is een lichte zwelling zichtbaar. Er is geen atrofie van de musculatuur.

## 13.2 Palpatie

Palpatie van de bijna drie centimeter grote, vast aanvoelende, langwerpige zwelling veroorzaakt direct zeer hevige pijn die uitstraalt naar de hiel en de voetzool. De lokale huidtemperatuur is normaal.

Omdat de zwelling zich in de tarsale tunnel 1 bevindt, worden ook de pulsaties van de arteria tibialis posterior gecontroleerd. Deze en die van de a. dorsalis pedis zijn normaal.

## 13.3 Functieonderzoek

De mobiliteit van de enkelgewrichten is volkomen normaal. Ook alle weerstandstests zijn negatief.

## 13.4 Interpretatie

Er lijkt sprake te zijn van een compressieneuropathie van de n. tibialis in de tarsale tunnel. De oorzaak van dit tarsaletunnelsyndroom lijkt de zwelling te zijn, mogelijk het gevolg van een hematoom dat tijdens het initiële trauma is ontstaan.

Verdere beeldvorming, met name echografie, is aangewezen.

## 13.5 Aanvullend onderzoek

Conventionele röntgenfoto's tonen geen afwijkingen. Echografie toont een boonvormige zwelling in de tarsale tunnel (◘ fig. 13.1).

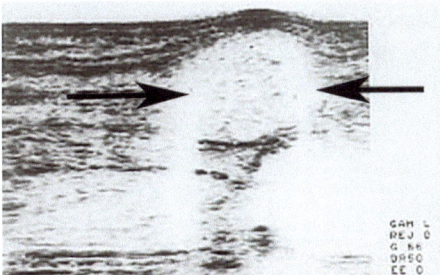

**Figuur 13.1** Echografie toont een grote hypo-echogene zwelling ter hoogte van de weke delen achter de malleolus medialis.

## 13.6 Therapie

Aangezien conservatieve therapie geen resultaat had, wordt besloten te opereren. De preoperatieve opname toont een grote zwelling achter de mediale malleolus. Juist achter de vaat-zenuwstreng vindt de chirurg een harde massa in het verloop van de n. tibialis. Deze zwelling kan zonder problemen volledig worden verwijderd.

Pathologisch-anatomisch onderzoek wijst uit dat het een schwannoom betreft, een goedaardige tumor, uitgaande van de n. tibialis ( fig. 13.2).

> **Diagnose**
>
> Tarsaletunnelsyndroom als gevolg van lokale compressie van een schwannoom van de n. tibialis.

## 13.7 Follow-up

De dag na de operatie heeft de patiënt de normale postoperatieve pijn. Er zijn geen neurologische uitvalsverschijnselen en de oorspronkelijke drukpijn en uitstralende pijn zijn verdwenen. Zes weken na de ingreep kan de patiënt weer probleemloos joggen.

## 13.8 Bespreking

Een schwannoom is een vrij zeldzame, goedaardige, neurogene tumor, die niet kwaadaardig ontaardt. Er is geen oorzakelijk verband tussen het trauma en de tumor. Wel zien we regelmatig dat symptomen van een goedaardige of kwaadaardige tumor die voorheen asymptomatisch was, door een trauma worden uitgelokt ( fig. 13.3).

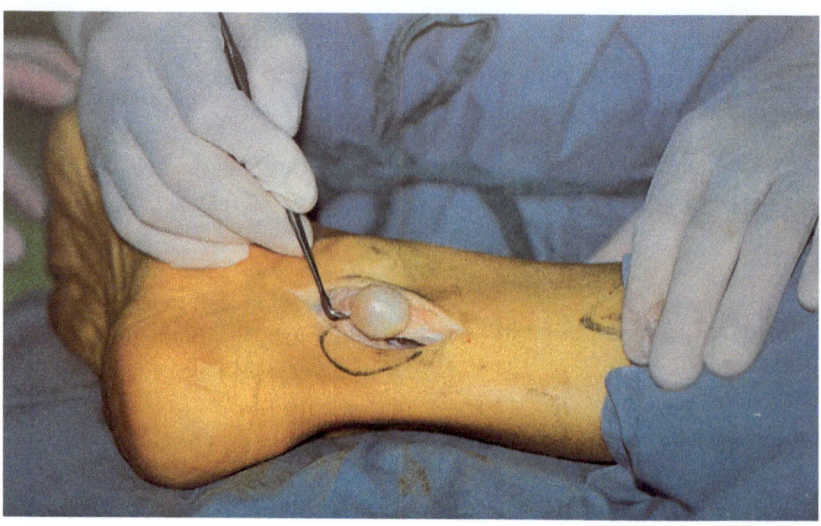

**Figuur 13.2** De zwelling laat zich gemakkelijk vrijpellen van de overlangs verlopende zenuwvezels. Later blijkt dat het een schwannoom betreft.

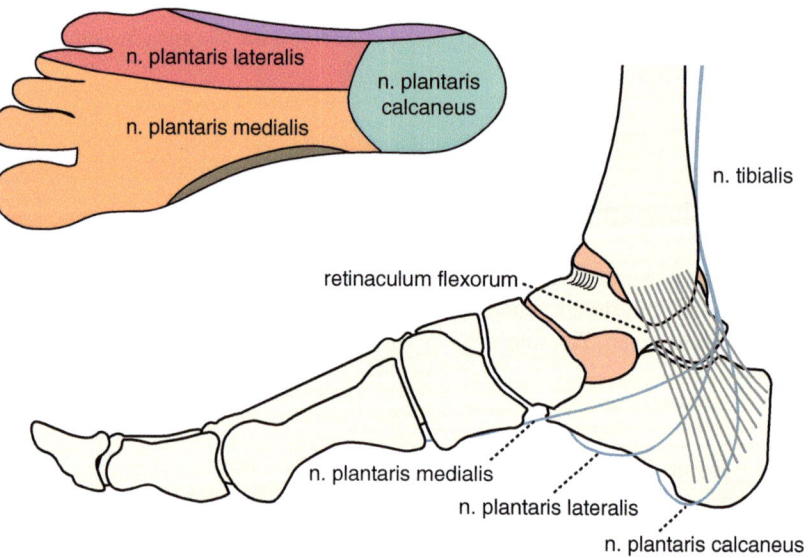

**Figuur 13.3** De n. tibialis en zijn vertakkingen binnen de tarsale tunnel.

# Geleidelijk ontstane pijn in de voorvoet bij een 44-jarige vrouw

*Patty Joldersma*

**Introductie**

Pijn, tintelingen en een doofheid in de voet wijzen op een neurologisch probleem. Aangezien de symptomen bij deze vrouw steeds optreden tijdens wandelingen, vermoedt men een compressie van een zenuw. De vraag is waar deze compressie zich bevindt. Een tarsaletunnelsyndroom?

> Bij een 44-jarige vrouw ontstond geleidelijk pijn in de voorvoet tijdens het wandelen. Zij liep graag vrij grote afstanden, maar merkte dat ze steeds eerder moest stoppen vanwege een scherpe, branderige pijn. Deze voelde ze vanuit haar voorvoet uitstralen tot in haar derde en vierde teen. Ook waren er tintelingen en een doof gevoel in dit gebied.
> In het dagelijks leven droeg de patiënte graag hoge hakken. Als zij dit deed, moest ze nog sneller dan gewoonlijk gaan zitten om de klachten te laten verdwijnen. Als ze thuis was, trok ze het liefst meteen haar schoenen uit.
> Omdat patiënte graag wandelde, besloot ze een fysiotherapeut bij haar in de buurt te raadplegen. Deze dacht aan een tarsaletunnelsyndroom en gaf het advies om tijdelijk minder te wandelen en de m. tibialis posterior te rekken. Tevens mobiliseerde hij de voetgewrichten. Aangezien de klachten bleven aanhouden, bezocht de patiënte een podotherapeut met de vraag of hij iets voor haar kon betekenen. Ook hij constateerde een tarsaletunnelsyndroom en gaf haar een inlegzooltje voor in de schoenen. Omdat ook dit na enkele maanden nog steeds geen verbetering gaf, vroeg ze een second opinion bij een andere fysiotherapeut.
> Ik zie deze patiënte zeven maanden na het begin van de klachten. Zij heeft de twee weken voor het consult weinig gewandeld omdat ze niet weet of het kwaad kan de pijn telkens op te wekken.

- **Status praesens**

De pijn in de voorvoet treedt alleen op bij het belasten van de voet, dus tijdens lopen en staan. Vooral het lopen op hoge hakken provoceert klachten. Zodra de patiënte gaat zitten of haar schoenen uittrekt, trekt de pijn snel weg.

## 14.1 Inspectie en algemene palpatie

- De patiënte draagt een smalle, stugge schoen met een hoge hak.
- Er is sprake van een pes planotransversus (spreidvoet).
- Er is geen zwelling in de voet waarneembaar.
- Er is geen temperatuurverschil.

## 14.2 Functieonderzoek

- Lopen wekt na enkele minuten herkenbare pijn en tintelingen op. De patiënte begint hierdoor mank te lopen.
- Zitten doet de pijn en tintelingen geleidelijk verdwijnen. Het uittrekken van de schoenen geeft *direct* verlichting van de pijn.
- Blootsvoets lopen wekt de pijn in veel mindere mate op dan wanneer de patiente op schoenen loopt.
- Het functieonderzoek van zowel enkel als voet is negatief. Er is ook geen sprake van asdrukpijn.

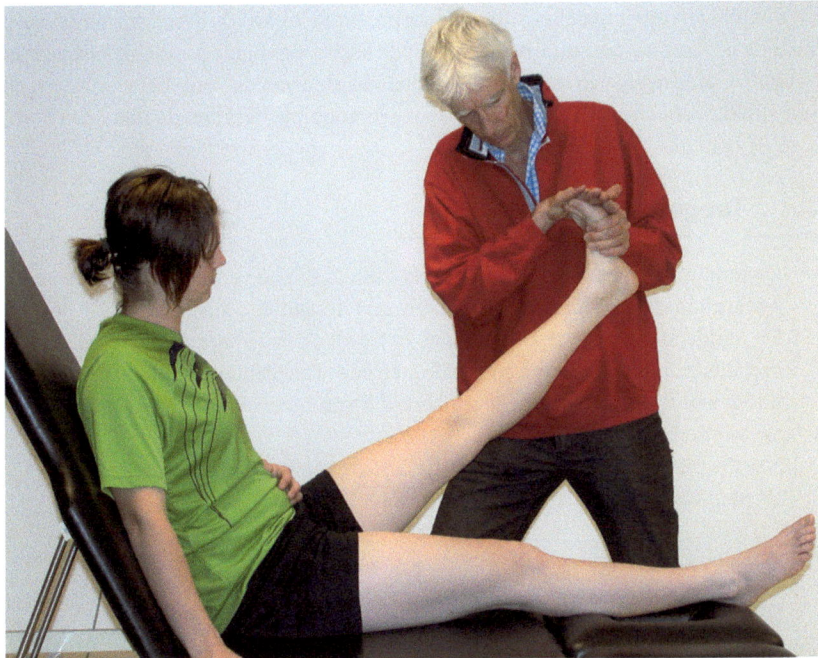

■ **Figuur 14.1** De straight leg raise test tibialis: een combinatie van de straight leg raisingtest met dorsaalflexie en eversie van de enkel. Extra irritatie van de zenuw kan worden bereikt door passieve eindstandige extensie van alle tenen zoals op deze foto getoond wordt.

- De straight leg raise test tibialis (■ fig. 14.1) voor het diagnosticeren van een tarsaletunnelsyndroom is negatief.
- De sensibiliteit in het gebied tussen de derde en vierde teen is verminderd.

## 14.3 Specifieke palpatie

Er is sprake van drukpijn tussen de kopjes van het os metatarsale III en IV vanaf de plantaire zijde (▶ fig. 15.2); zowel de pijn als tintelingen in de derde en vierde teen worden hierbij opgewekt.

## 14.4 Interpretatie

Anamnese, functieonderzoek en palpatie wijzen alle op een mortonneuralgie.[1] De aandoening wordt ook wel mortonmetatarsalgie, interdigitale neuritis of mortonneurinoom genoemd. De laatste term is strikt genomen alleen van toepassing als de zenuw verdikt is ter plaatse van de inklemming. Dit is meestal ook het geval.

---

1  Thomas George Morton (1835–1903): Amerikaans chirurg te Philadelphia.

De pijn en tintelingen bevinden zich in de ruimte tussen de derde en vierde straal waar de n. plantaris communis zich tussen de kopjes van beide middenvoetsbeentjes bevindt. Compressie van de zenuw, door het belasten van de voorvoet en het dragen van strakke schoenen en/of schoenen met een hoge hak, wekken de pijn op.

## 14.5 Toegevoegde tests

- De forefoot squeezetest (▶ fig. 15.3), het samenknijpen van de voorvoet ter hoogte van de ossa metatarsalia, provoceert herkenbare klachten.
- De mulderstest (▶ fig. 15.4) is positief: er treedt een voelbare, pijnlijke klik op met uitstraling in de derde en vierde teen zodra er plantaire druk op het neurinoom wordt uitgeoefend en tegelijkertijd de middenvoetsbeentjes naar elkaar toe worden gedrukt.
NB: De pijn wordt telkens ervaren ter hoogte van de capita metatarsalia III en IV met uitstraling en tintelingen in beide tenen.

> **Diagnose**
>
> Mortonneuralgie, vermoedelijk ten gevolge van een neurinoom

## 14.6 Aanvullend onderzoek

Er is geen aanvullend beeldvormend onderzoek nodig om de diagnose mortonneuralgie te bevestigen. Wel kan echografie of een MRI eventueel een neurinoom in beeld brengen[1, 2].

## 14.7 Therapie

De patiënte krijgt het advies om platte schoenen met een bredere voorzijde te dragen en het lopen op hoge hakken zoveel mogelijk te vermijden. Thuis kan zij het best op sokken of slippers lopen. Een podotherapeut wordt gevraagd een corrigerend zooltje te maken voor de spreidplatvoet.

Bij onvoldoende resultaat kan een corticosteroïdinjectie op de compressieplek worden gegeven. Pas in laatste instantie kan men overwegen om te opereren.

## 14.8 Follow-up

Ik zie de patiënte twee maanden later. De pijnklachten zijn enigszins verminderd, maar nog niet verdwenen. Aangezien zij een echte wandelliefhebster is, laat ze binnenkort bij de huisarts een corticosteroïdinjectie in haar voet zetten, in de hoop dat de klachten hierdoor verder verminderen en zij het wandelen pijnvrij kan voortzetten. Als de injectie niet helpt, kan zij eventueel een operatie ondergaan, waarbij men het aanwezige neuroom verwijdert (neurectomie). Een andere mogelijkheid is het klieven van het diepe transversale metatarsale ligament, zodat de kopjes van de ossa metatarsalia iets verder uit elkaar komen te staan en de zenuw meer ruimte krijgt (zenuwdecompressie)[3]. In sommige gevallen past men beide methoden tegelijk toe.

## 14.9 Bespreking

De aandoening herkennen en voorlichting en adviezen geven zijn de belangrijkste taken van de fysiotherapeut. NSAID's en massage en/of mobilisatie van de voorvoet kunnen in bepaalde gevallen verlichting van klachten geven, maar veranderen weinig aan de oorzaak van het probleem.

Bij een standsafwijking van de voet waarbij de druk op de middenvoetsbeentjes toeneemt, wordt een steunzooltje aangeraden. In sommige gevallen kan een corticosteroïdinjectie of een injectie met een lokaal anestheticum helpen[2]. Veel patiënten met mortonneuralgie moeten uiteindelijk geopereerd worden om volledig van de klachten af te komen[4].

Het addendum (zie ▶ H. 15) gaat uitgebreid in op het morton *neurinoom*: dit is een mortonneuralgie mede ten gevolge van zwelling van de zenuw.

## Literatuur

1. Jain S, Mannan K. The diagnosis and management of Morton's neuroma: a literature review. Foot Ankle Spec. 2013;6(4):307–17.
2. Pace A, Scammell B, Dhar S. The outcome of Morton's neurectomy in the treatment of metatarsalgia. Int Orthop. 2010;34(4):511–5.
3. Kasparek M, Schneider W. Surgical treatment of Morton's neuroma: clinical results after open excision. Int Orthop. 2013;37(9):1857–61.
4. Richardson DR, Dean EM. The recurrent morton neuroma: what now? Foot Ankle Clin. 2014;19(3):437–49.

# Addendum: mortonneurinoom

*Patty Joldersma*

## Introductie

Dit hoofdstuk gaat wat dieper in op het mortonneurinoom, een verdikking van de nervus digitalis plantaris ten gevolge van compressie van de zenuw tussen de kopjes van twee ossa metatarsalia. De oorzaken, symptomen en diagnostische mogelijkheden worden beschreven. Hierbij is er extra aandacht voor klinische tests die de aandoening kunnen aantonen of uitsluiten. Ten slotte komen de conservatieve en de operatieve behandeling aan bod.

## 15.1 Inleiding

Mortonneurinoom, mortonneuroom, mortonneuralgie en interdigitale neuritis zijn verschillende benamingen voor een veelvoorkomende vorm van metatarsalgie ofwel pijn in de voorvoet ter hoogte van de middenvoetsbeentjes[1, 2]. Vermoedelijk heeft ongeveer een derde van de metatarsalgiepatiënten een mortonneuralgie[2]. Desondanks wordt de aandoening vaak over het hoofd gezien[3].

Een mortonneurinoom is een goedaardige verdikking van de nervus digitalis plantaris tussen de kopjes van de ossa metatarsalia, vlak onder het ligamentum metatarsale transversum profundum (◘ fig. 15.1)[2, 4, 5, 6].

Een mortonneurinoom kan zich in elke intermetatarsale ruimte bevinden, maar komt het meest voor tussen de derde en vierde straal,[4, 7] omdat hier de zenuwtakjes van de nn. plantaris medialis en lateralis samenkomen (◘ fig. 15.1)[2]. De ruimte tussen de tweede en derde straal is eveneens regelmatig aangedaan[5]. Door een verdikking van de zenuwtakjes ter hoogte van de twee aangrenzende metatarsofalangeale gewrichten ontstaat compressie op de zenuw met als gevolg pijnklachten.

De term 'neurinoom' is nogal misleidend aangezien het geen echte tumor is maar een fibrose: dit is een bindweefselformatie waar ingroei van bloedvaten plaatsvindt, zwelling van endoneurium[1] en degeneratie van axonen[2, 5, 6]. De verdikking is typisch fusiform (spoelvormig) van karakter en heeft een relatief zachte consistentie[2]. Histologisch gezien wordt de aandoening gekarakteriseerd door een fibrosering van weke delen rondom de zenuw, demyelinisatie en endoneurale fibrosering van de zenuw[5].

## 15.2 Symptomatologie

**Waar?**

De belangrijkste klacht is pijn rond de kopjes van de middenvoetsbeentjes en de twee aangrenzende tenen. De pijn bij een mortonneurinoom is hevig, scherp, stekend, brandend en krampachtig van karakter en wordt ervaren in de voorvoet[2]. De pijnklachten gaan regelmatig gepaard met sensibiliteitsverlies, zoals een doof gevoel, tintelingen en/of elektrische prikkelingen in het verzorgingsgebied van de aangedane zenuwtakjes: de twee aangrenzende tenen[4].

**Wanneer?**

De pijn treedt op bij het belasten van de voorvoet, zoals tijdens staan en lopen, vooral als men strak schoeisel of hoge hakken draagt[2, 4]. Kortom, de pijn wordt erger door druk op of bij samenknijpen van de voorvoet.

De pijn wordt juist minder door rust (zitten of liggen), het uittrekken van de schoenen, massage van de voorvoet[2, 4] en eventueel door het dragen van vlak, wijd schoeisel of het blootvoets lopen. De schoenen uittrekken geeft meestal direct klachtenvermindering[4].

De aandoening komt tien keer vaker voor bij vrouwen dan bij mannen,[6] het meest bij vrouwen van middelbare leeftijd[8, 9] vanwege het type schoeisel dat zij dragen: strakke schoenen met hoge hakken[10, 11]. Hierdoor ontstaat gemakkelijk compressie op de interdigitale zenuw[9].

Een mortonneurinoom hoeft niet per se symptomatisch te zijn: op MRI-opnamen worden ook wel mortonneurinomen gevonden bij mensen die nergens last van hebben[12].

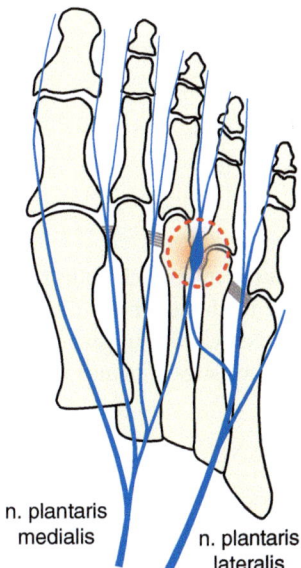

○ **Figuur 15.1** Plantair aanzicht van het skelet van de voorvoet. De cirkel toont het mortonneurinoom, plantair van het ligamentum metatarsale transversum profundum. Dit ligament 'trekt' de kopjes van de ossa metatarsalia naar elkaar toe. Ter plaatse van het neurinoom komen een deel van de n. plantaris lateralis en n. plantaris medialis bij elkaar.

## 15.3 Etiologie

Waarom de verdikking van de zenuw precies ontstaat, is onbekend[2]. Er wordt gedacht aan steeds terugkerende microtraumata van de zenuw doordat deze telkens even klem komt te zitten[13]. Vermoedelijk spelen zowel intrinsieke als extrinsieke factoren een rol[6, 14].

### 15.3.1 Interne factoren

Men vermoedt dat de volgende intrinsieke factoren een verhoogde kans geven op een mortonneurinoom:
- Laxiteit van het ligamentum transversale metatarsale, waardoor de interdigitale zenuw zich gemakkelijker tussen de koppen van de twee middenvoetsbeentjes kan bevinden.
- Pes planotransversus (spreidvoet).
- Holvoet (pes cavus).
- Platvoet (pes planovalgus).
- Hallux valgus.
- Hamertenen.
- Verkorte lengte van het os metatarsale I.

## 15.3.2 Externe factoren

- Slecht passend schoeisel: te strakke, nauwe schoenen.
- Hoge hakken.

## 15.4 Diagnose

De diagnose kan worden gesteld op basis van de anamnese en klinisch onderzoek. Klinisch onderzoek is de meest sensitieve en specifieke methode om de diagnose 'mortonneurinoom' te stellen[5]. Echografie of MRI kunnen worden uitgevoerd ter bevestiging van de diagnose[2, 8]. Een röntgenfoto kan een (stress)fractuur van de ossa metatarsalia of een ander ossaal probleem uitsluiten.

## 15.5 Onderzoek

Het onderzoek bestaat uit:
- Inspectie van de voet op standsafwijkingen.
- Inspectie van het schoeisel (is er genoeg ruimte beschikbaar in de schoen).
- Laten lopen met en zonder schoeisel (maakt dit verschil qua pijnklachten).
- Provocatietest om de herkenbare voetklachten op te wekken. Dit kan door directe compressie te geven ter plaatse van het neurinoom. Het neurinoom zelf is meestal niet goed te voelen omdat het een zachte consistentie heeft.
- Het testen van de sensibiliteit in het verzorgingsgebied van de aangedane interdigitale zenuw, vanaf de capita metatarsalia tot en met de twee overeenkomende tenen.

### 15.5.1 Druktest/palpatie mortonneurinoom

Plantaire druk geven op het neurinoom in de aangedane webspace tussen beide kopjes van de middenvoetsbeentjes (◯ fig. 15.2) provoceert herkenbare pijn. Er kan tevens een positief teken van Tinel aanwezig zijn[4].

### 15.5.2 Squeezetest

Het samenknijpen van de kopjes van de ossa metatarsalia (◯ fig. 15.3) provoceert herkenbare pijn doordat het neurinoom hierbij in de verdrukking komt. Dit kan zeer pijnlijk zijn.

### 15.5.3 Mulderstest

De bekendste klinische test voor een mortonneurinoom is de mulderstest. Tijdens deze test wordt er met de ene hand plantaire druk uitgeoefend op het neurinoom en

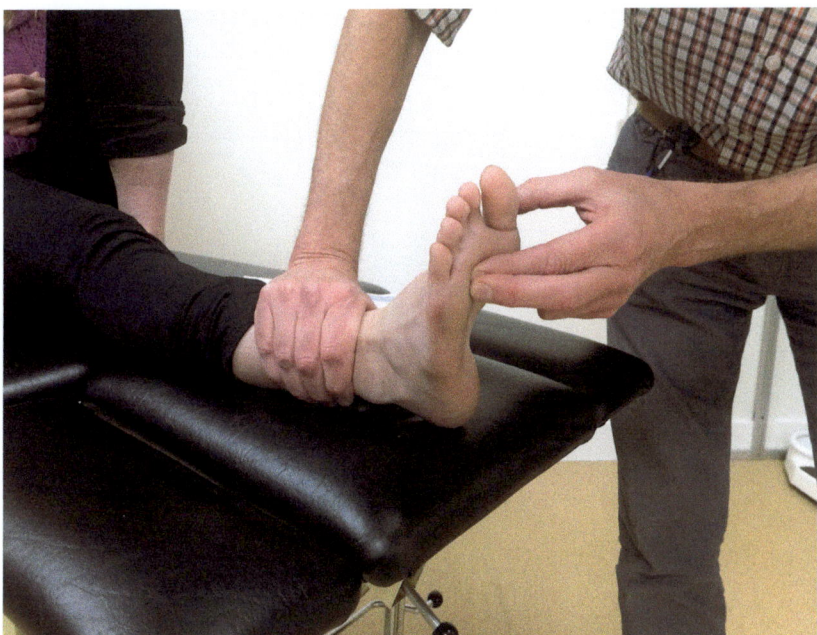

**Figuur 15.2** Plantaire druk geven op het neurinoom in de aangedane webspace tussen beide kopjes van de middenvoetsbeentjes provoceert herkenbare pijn.

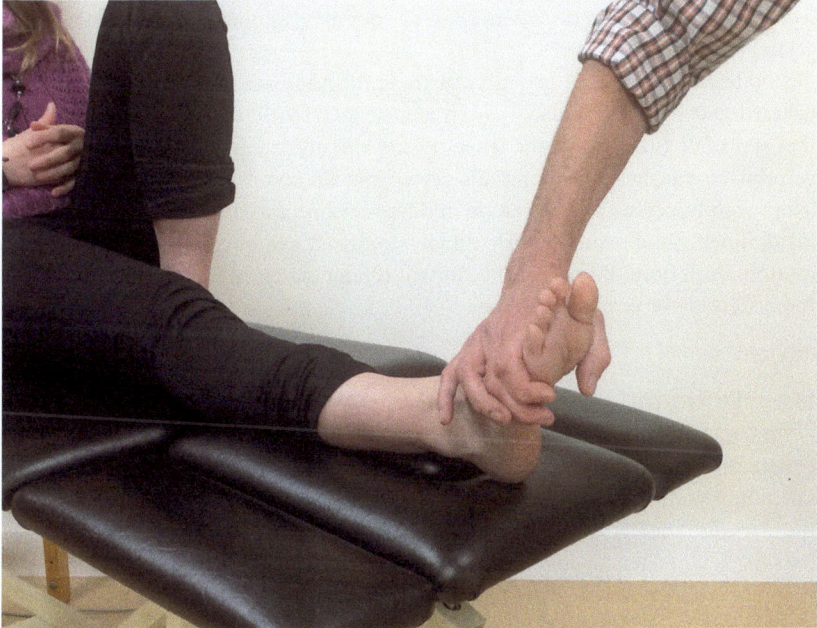

**Figuur 15.3** Het samenknijpen van de kopjes van de ossa metatarsalia.

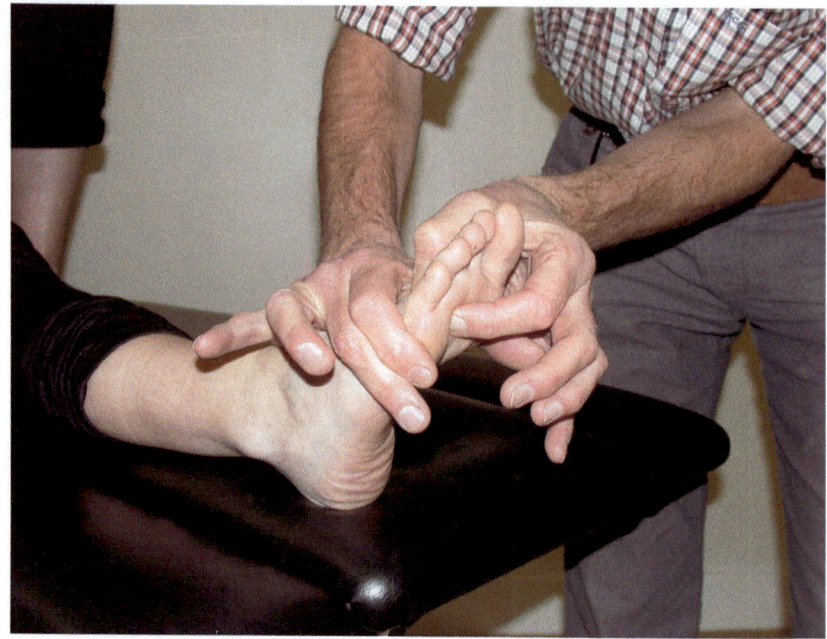

**Figuur 15.4** Tijdens de mulderstest wordt er met de ene hand plantaire druk uitgeoefend op het neurinoom en tegelijkertijd wordt met de andere hand de voorvoet samengeknepen.

tegelijkertijd wordt met de andere hand de voorvoet (middenvoetsbeentjes) samengeknepen ( fig. 15.4)[6, 11].

De test is positief als er een voelbare en/of hoorbare klik optreedt, die veelal gepaard gaat met de herkenbare (pijn)klachten. Geregeld treden hierbij ook paresthesieën in de twee aangedane tenen op. De klik die tijdens de test optreedt, is het verplaatsen van het neurinoom als gevolg van de compressie[11]. Het neurinoom 'plopt' dan tussen de kopjes van de middenvoetsbeentjes uit als gevolg van het samenknijpen van de voorvoet. De mulderstest heeft een hoge sensitiviteit voor een mortonneurinoom, namelijk 98%, terwijl echografie en MRI een sensitiviteit van respectievelijk 90% en 88% hebben[15].

## 15.6 Differentiaaldiagnostiek

Differentiaaldiagnostisch kan men bij het mortonneurinoom denken aan het tarsaletunnelsyndroom, een metatarsale stressfractuur, avasculaire necrose van caput metatarsalis (ziekte van Freiberg), metatarsofalangeale artritis, intermetatarsale bursitis, flexoren tenosynovitis, peesruptuur, ganglion, lumbosacraal radiculair syndroom, perifere neuritis of (poly)neuropathie[11, 16].

## 15.7 Therapie

Een mortonneurinoom kan zowel conservatief als operatief behandeld worden.

### 15.7.1 Conservatieve behandeling

Hoewel conservatieve therapie veelal niet tot het gewenste resultaat leidt,[2, 5] wordt hier wel mee begonnen. Conservatieve mogelijkheden zijn:[2, 4]
- Ruim schoeisel dragen met een brede voorzijde.
- Niet op hoge hakken lopen.
- Binnenshuis op sokken of blote voeten lopen.
- In de zomer: slippers of sandalen dragen. Deze geven geen laterale compressie.
- Eventuele standsafwijking van de voet corrigeren: een corrigerende zool kan men laten aanmeten als een standsafwijking van de voet medeoorzaak is van het neurinoom. Een podotherapeut kan in geval van een doorgezakte voorvoet een zooltje maken die de middenvoetsbeentjes omhoog brengen, zodat meer ruimte ontstaat tussen de kopjes ervan.
- Voetorthese laten maken bij relatief ernstige voetafwijkingen.
- Metatarsale pad; deze pads worden proximaal van de kopjes van de middenvoetsbeentjes geplaatst om de compressie op de zenuw te verminderen en te zorgen voor een grotere spreiding van de middenvoetsbeentjes.
- Massage van de voorvoet.
- Mobilisatie of manipulatie van de voorvoet.
- NSAID's slikken om de ontstekingsreactie en zwelling te reduceren en daarmee dus ook de pijn.
- Lokale corticosteroïdinjectie.
- Injectie met een lokaal anestheticum.

### 15.7.2 Operatieve behandeling

Als conservatieve maatregelen niet helpen, kan men een operatie overwegen. Ongeveer 80 % van de patiënten moet uiteindelijk geopereerd worden om volledig van de klachten af te komen[1].

Chirurgische behandeling bij deze aandoening bestaat meestal uit een neurectomie, waarbij het neurinoom, bestaande uit de aangedane zenuwtakjes inclusief verdikking, wordt verwijderd[5]. Dit heeft tot gevolg dat er een blijvend doof gevoel ontstaat in het verzorgingsgebied van de weggehaalde zenuwtakjes: tussen de twee aangrenzende tenen. In sommige gevallen wordt tegelijkertijd het diepe ligamentum metatarsale transversum profundum, welke de capita metatarsalia met elkaar verbindt, doorgesneden om de zenuw meer ruimte te geven[5].

## Literatuur

1. Richardson DR, Dean EM. The recurrent morton neuroma: what now? Foot Ankle Clin. 2014;19(3):437–49.
2. Pace A, Scammell B, Dhar S. The outcome of Morton's neurectomy in the treatment of metatarsalgia. Int Orthop. 2010;34(4):511–5.
3. Gauthier G. Thomas Morton's disease: a nerve entrapment syndrome. A new surgical technique. Clin Orthop Relat Res. 1979;142:90–2.
4. Clinical Practice Guideline Forefoot Disorders Panel. Thomas JL, Blitch EL 4th, Chaney DM, Dinucci KA, Eickmeier K, Rubin LG, Stapp MD, Vanore JV. Diagnosis and treatment of forefoot disorders. Section 3. Morton's intermetatarsal neuroma. J Foot Ankle Surg. 2009;48(2):251–6.
5. Kasparek M, Schneider W. Surgical treatment of Morton's neuroma: clinical results after open excision. Int Orthop. 2013;37(9):1857–61.
6. Davis F. Therapeutic massage provides pain relief to a client with morton's neuroma: a case report. Int J Ther Massage Bodywork. 2012;5(2):12–9.
7. Decherchi P. Thomas George Morton metatarsalgia. Presse Med. 2007;36(7–8):1098–103.
8. Jain S, Mannan K. The diagnosis and management of Morton's neuroma: a literature review. Foot Ankle Spec. 2013;6(4):307–17.
9. Wu KK. Morton neuroma and metatarsalgia. Curr Opin Rheumatol. 2000;12(2):131–42.
10. Recognizing and treating Morton's neuroma. Harv Womens Health Watch. 2009;16(6):5–6.
11. Torriani M, Kattapuram SV. Technical innovation. Dynamic sonography of the forefoot: the sonographic mulder sign. AJR Am J Roentgenol. 2003;180(4):1121–3.
12. Bencardino J, Rosenberg ZS, Beltran J, Liu X, Marty-Delfaut E. Morton's neuroma: is it always symptomatic? AJR Am J Roentgenol. 2000;175(3):649–53.
13. Wu KK. Morton's interdigital neuroma: a clinical review of its etiology, treatment, and results. J Foot Ankle Surg. 1996;35(2):112–9 (discussion 187–8).
14. Faraj AA, Hosur A. The outcome after using two different approaches for excision of Morton's neuroma. Chin Med J (Engl). 2010;123(16):2195–8.
15. Pastides P et al. Morton's neuroma: a clinical versus radiological diagnosis. Foot and Ankle surg. 2012;18(1):22–4.
16. Birbilis T, Theodoropoulou E, Koulalis D. Forefoot complaints–the Morton's metatarsalgia. The role of MR imaging. Acta Medica (Hradec Kralove). 2007;50(3):221–2.

# Niet-dermatoomgebonden sensibiliteitsklachten van de extremiteiten bij een 21-jarige vrouw na een cervicaal trauma

*Ann Lechat en Koos van Nugteren*

**Introductie**

Een 21-jarige vrouw is betrokken bij een auto-ongeval. Orthopedisch worden er geen afwijkingen gevonden. Toch blijft er negen maanden na het ongeval nog sprake van nekpijn en zijn er neurologische symptomen op verschillende locaties, ook in de onderste extremiteit. Het EMG bevestigt dat er neurologische afwijkingen zijn: een verwarrend beeld met een verassende diagnose.

> Een 21-jarige vrouw was betrokken bij een verkeersongeval: zij was passagier in een auto, zat naast de bestuurder en had de veiligheidsriem om toen zij op een andere auto botsten. De wagen was voorzien van hoofdsteunen. Er was geen bewustzijnsverlies en er waren ook geen andere aanwijzingen voor commotio cerebri. Onmiddellijk na het ongeval was er wel nekpijn. De patiënte werd door een ambulance naar een nabijgelegen ziekenhuis gebracht. Tijdens het transport was er duidelijke toename van de nekpijn. Er werden radiografische opnamen gemaakt van de cervicale wervelkolom. Deze toonden echter geen traumatische afwijkingen. De patiënte mocht dezelfde dag het ziekenhuis verlaten.
>
> De patiënte kreeg echter paresthesieën ter hoogte van de beide bovenbenen enkele uren na het ongeval. Bij lopen en traplopen ontstond er een pijnlijk zwaartegevoel in de beide onderste extremiteiten. Zij werd naar een fysiotherapeut doorverwezen, die haar een harde halskraag gaf.
>
> Negen maanden na het ongeval consulteerde deze vrouw mij wegens aanhoudende cervicale pijn uitstralend in de linkerarm met tevens tintelingen in beide armen.

- Status praesens

De patiënte heeft cervicale pijn uitstralend over de trapeziusregio naar beide schouders en tot in de linkerarm, voornamelijk ter hoogte van de schouder en over de ulnaire zijde van de arm naar de ulnaire zijde van de hand. Na het trauma waren er gedurende geruime tijd paresthesieën ter hoogte van de pink, doch momenteel zijn deze verdwenen. Bij drukverhogende momenten, zoals niezen en persen, is er een stekende pijn in het linkerschouderblad. De klachten nemen toe na belasten en verbeteren bij rust.

De patiënte kan moeilijk lang staan of zitten. De klachten verbeteren duidelijk wanneer ze gaat liggen. Zij heeft 's nachts geen pijn. De patiënte blijft ook klagen over ernstige hoofdpijn en misselijkheid. Deze zijn aanwezig sinds het ongeval, zijn gedurende een aantal weken verbeterd, maar nemen nu opnieuw in intensiteit toe.

## 16.1 Functieonderzoek

- Normaal looppatroon.
- Normale teen- en hielgang.
- Normale symmetrie van de schouders.
- Vrij uitgesproken bewegingsbeperking van de cervicale wervelkolom.
- Flexie met kin-sternum afstand van drie vingers.
- Laterale flexie bilateraal duidelijk beperkt.
- Extensie is beperkt en vrij pijnlijk in de eindstand.
- Rotatie beiderzijds beperkt.
- Toegenomen tonus van de paravertebrale en trapeziusspieren bilateraal.
- Neurologisch onderzoek van de bovenste extremiteiten toont symmetrische en normale reflexen ter hoogte van tricepspees en bicepspees.
- Brachioradialisreflex rechts afwezig, links zwak.
- Hoffmann-trömnertest bilateraal negatief.
- Normale oppervlakkige sensibiliteit, normale tonus en normale kracht.

- Neurologisch onderzoek van de onderste extremiteiten toont normale en symmetrische reflexen.
- Voetzoolreflex bilateraal normaal.
- Er is normale spierkracht in de armen.
- De sensibiliteit van de armen is normaal.
- Orthopedisch onderzoek van schouders en armen toont geen bijzonderheden.

## 16.2 Interpretatie

Na dit eerste onderzoek diagnosticeerde ik een cervicobrachiaal syndroom ontstaan na een whiplash. Nader onderzoek is nodig om de diagnose te bevestigen en om de exacte locatie van het probleem te kunnen bepalen.

## 16.3 Aanvullend onderzoek

Voor verdere evaluatie van het probleem werden dynamische opnamen van de cervicale wervelkolom aangevraagd alsook een MRI. Om de klachten in de bovenste ledematen te kunnen beoordelen werd tevens een EMG aangevraagd.

Op de dynamische opnamen van de cervicale wervelkolom kunnen geen duidelijke afwijkingen worden aangetoond. De MRI van de cervicale wervelkolom toont minimale osteofytvorming paramediaan links op het niveau C6-C7. EMG van de bovenste extremiteiten toont geen aanwijzing voor perifeer neurogeen lijden noch bij rust noch bij contractie in de onderzochte myotomen van de linkerarm. De F-golven vanuit de n. ulnaris en de n. medianus vertonen normale en symmetrische latenties, maar deze zijn zeer zwak en moeilijk opwekbaar, vooral vanuit de n. medianus links (20 %) en vanuit de n. ulnaris rechts (10 %).

Bij een volgend consult vermeldt de patiënte toenemende gevoelsklachten en paresthesieën die niet duidelijk dermatoomgebonden zijn zowel in de bovenste als in de onderste extremiteiten.

## 16.4 Interpretatie

De bij EMG vastgestelde afwijkingen zijn verrassend bij zo'n jonge patiënte en passen mijns inziens niet onmiddellijk in de cervicale problematiek.

Bij verdere navraag vermeldt de patiënte dat haar 29-jarige zus reeds een tijdje bij een neuroloog onder behandeling is op verdenking van de ziekte van Charcot-Marie-Tooth (een heredofamiliaire, neurale spieratrofie). De geformuleerde klachten lijken mij ongewoon voor een Charcot-Marie-Tooth en doen mij eerder denken aan een demyeliniserend probleem, type multiple sclerose.

Ik vraag de patiënte de medische gegevens van haar zus mee te brengen bij een volgend bezoek en ik vraag haar zus toestemming om contact op te nemen met de haar behandelende neuroloog.

Bij haar volgende bezoek vertelt de patiënte dat de klachten van haar oudste zus begonnen met tintelingen initieel progressief in de rechter thoraxhelft, later op wisselende plaatsen. Haar zus constateerde dat de tintelingen en soms discreet krachtverlies optraden na het aannemen van bepaalde houdingen. Een uitgebreid onderzoek werd bij haar uitgevoerd. Multiple sclerose werd uitgesloten na een lumbaalpunctie, geëvoceerde potentialen[1] en een MRI van de hersenen.

EMG toont significante toename van bijna alle terminale latenties, zowel motorisch als sensibel, met tevens toename van de laattijdige responsen en bij naald-EMG lichte re-innervatietekens. Het bloed van haar zus wordt opgestuurd voor DNA-onderzoek op vermoeden van HNPP (hereditary neuropathy with liability to pressure palsies).[2]

Een andere, 27-jarige zus van de patiënte stond op een ochtend op met een doof gevoel op de dorsale zijde van een van de voeten. Dit bleef aanwezig gedurende enkele maanden. Later recidiveerde dit gevoel, maar het verdween weer snel. Wanneer zij te lang op de linkerzijde slaapt, staat zij op met een linkerhand die ze niet meer kan bewegen.

Ook bij de moeder bestaan er al jaren gelijksoortige klachten, maar zij schonk daaraan nooit veel aandacht. Overigens zou een van de twee broers van de moeder dezelfde klachten hebben. Er zou zelfs een parese zijn. Een zoon van de oom van de moeder langs vaderszijde (dit is de broer van de grootvader van moeders kant van de meisjes) zou leven met de diagnose van MS. Langzaam aan beginnen alle stukjes van de puzzel in elkaar te passen.

Bij deze patiënte laat ik ook een bloedonderzoek uitvoeren voor een DNA-test die de diagnose van HNPP bevestigt.

### Diagnose

Hereditary neuropathy with liability to pressure palsies (HNPP).

## 16.5 Therapie

De therapie is gericht op het behandelen van de symptomen. De aandoening is niet te genezen. Als er eenmaal paresen zijn, kan men soms de gevolgen verzachten met hulpmiddelen, zoals aangepaste schoenen, een peroneusveer en dergelijke.

**Preventie**

Enkele preventieve maatregelen die men kan nemen om compressie van zenuwen te voorkomen:

- Niet met de benen over elkaar zitten of langdurig hurken: de n. peroneus communis kan hierdoor worden gecomprimeerd.
- Niet met de elleboog steunen op een hard oppervlak. De n. ulnaris kan hierdoor worden gecomprimeerd.
- Geen zware rugzak dragen omdat de plexus brachialis hierdoor gecomprimeerd kan worden.

---

1 Vertaling uit het Engels: evoked potentials (EP): onderzoek waarbij het elektrische signaal van het zenuwstelsel gemeten wordt als reactie op de prikkeling van een zintuig met behulp van elektroden.
2 HNPP wordt ook wel erfelijke drukneuropathie genoemd.

- Niet zwaar steunen met de polsen op het stuur van een fiets. De n. ulnaris kan worden gecomprimeerd ter plaatse van het kanaal van Guyon en de n. medianus kan worden gecomprimeerd ter plaatse van de carpale tunnel.
- Niet op een bagagedrager of stang van een fiets gaan zitten: de n. ischiadicus kan hierdoor worden gecomprimeerd.

## 16.6 Bespreking

HNPP is een vrij zeldzame, familiaire aandoening die wordt gekenmerkt door een verhoogde kwetsbaarheid van zenuwen. Relatief milde compressie of geringe traumata die bij gezonde mensen niet de minste problemen zouden veroorzaken, kunnen al leiden tot een laesie. Soms kan zelfs geen enkele uitlokkende factor worden aangetoond. De meeste paresen zijn pijnloos en gaan vooral gepaard met sensibele en motorische disfunctie in het innervatiegebied van de aangetaste zenuw.

### 16.6.1 Verloop

De evolutie van de ziekte is meestal vrij goedaardig met volledig herstel binnen een aantal dagen tot weken. In bepaalde gevallen evenwel is er onvolledig herstel en er zijn gevallen beschreven waarbij helemaal geen herstel optreedt. De variatie en ernst van de aandoening is dus groot.

Afhankelijk van de mate van schade is herstel mogelijk:
- Een neurapraxie[3] herstelt gewoonlijk in vier tot acht weken.
- Na een neurotmesis[4] is re-innervatie van de axonen nodig. Is de zenuw volledig uitgevallen, dan kan re-innervatie jaren duren, afhankelijk van de afstand die de axonen moeten afleggen. Niet altijd treedt (volledige) re-innervatie op. Soms weet men dus pas na jaren of een verlamming definitief is. Bij *partiële* uitval kan collaterale re-innervatie vanuit intacte axonen in de buurt van het eindorgaan, zorgen voor veel sneller herstel.

De eerste symptomen van een HNPP ontstaan meestal op tienerleeftijd. Pijn staat hierbij niet op de voorgrond, wel uitval van sensibiliteit en spieren.

### 16.6.2 Locaties

Frequent aangetaste zenuwen zijn die zenuwen die door hun anatomische locatie gemakkelijk aanleiding geven tot compressie, zoals de n. peroneus communis ter hoogte van de fibulakop en de n. ulnaris ter hoogte van de cubitale tunnel. Als de n. peroneus communis is aangedaan, kan een klapvoet of een holvoet optreden door uitval van m. tibialis anterior en/of mm. peronei. Ook de plexus brachialis is relatief kwetsbaar: deze kan bijvoorbeeld al uitvallen door het dragen van een rugzak.

---

3   Neurapraxie: beschadiging van de myelineschede.
4   Neurotmesis: beschadiging van de axonen waarbij het distale deel afsterft.

**Operaties**

Als de n. medianus in de carpale tunnel is aangedaan of de n. ulnaris in de cubitale tunnel, dan is enige terughoudendheid met betrekking tot operatieve ingrepen verstandig. Een operatie kan namelijk beschouwd worden als een schadelijke prikkel voor de zenuw; soms ontstaat juist uitval door een operatie.

### 16.6.3 Erfelijkheid

De transmissie van de aandoening is autosomaal dominant. Ze wordt veroorzaakt door een fout op chromosomenpaar 17. Heeft in het chromosomenpaar één chromosoom de afwijking, dan heeft men de aandoening al. Vier van de vijf HNPP-patiënten erven het foutje van een van de ouders. Wanneer een vader of moeder de aandoening heeft, dan hebben hun kinderen een kans van 50 % om ook de aandoening te krijgen. Hoe mild of hoe ernstig de aandoening zal zijn, is niet te voorspellen[1].

In een vijfde van de gevallen is er geen sprake van overerving, maar ontstaat het foutje vanzelf.

**EMG**

Elektromyografisch onderzoek toont een vertraagde zenuwgeleidingssnelheid van de aangedane zenuwen[2]. De zenuwgeleidingssnelheid (waarde kleiner dan 38 m/s) is het voornaamste criterium bij het stellen van de diagnose. Deze vertraging wordt soms ook vastgesteld in niet-aangetaste zenuwen van patiënten die de aandoening hebben.

Deze casus toont hoe verraderlijk de symptomatologie van een HNPP kan zijn, vooral als klachten ontstaan door een trauma: men verwacht dan niet dat een erfelijke aandoening medeverantwoordelijk is voor de ontstane symptomen.

**Literatuur**

1. Antonini G, Luchetti A, Mastrangelo M, Ciambra GL, Di Netta S, Taioli F, Fabrizi GM, Iannetti P. Early-onset hereditary neuropathy with liability to pressure palsy. Neuropediatrics. 2007;38(1):50–4.
2. Paprocka J, Kajor M, Jamroz E, Jezela-Stanek A, Seeman P, Marszał E. Hereditary neuropathy with liability to pressure palsy. Folia Neuropathol. 2006;44(4):290–4.

# Bijlagen

Bijlage I Innervatie van de huid van nek, romp, arm en hand – 119

Bijlage II Innervatie van de huid van been en voet – 123

Bijlage III Cervicale radiculopathie: vier tests – 127

Bijlage IV De MRC-schaal, een maat voor spierkracht – 133

Eerder verschenen delen uit de serie Orthopedische Casuïstiek – 135

Register – 137

# Bijlage I Innervatie van de huid van nek, romp, arm en hand (◘ fig. A.1, A.2, A.3, A.4, A.5, A.6)

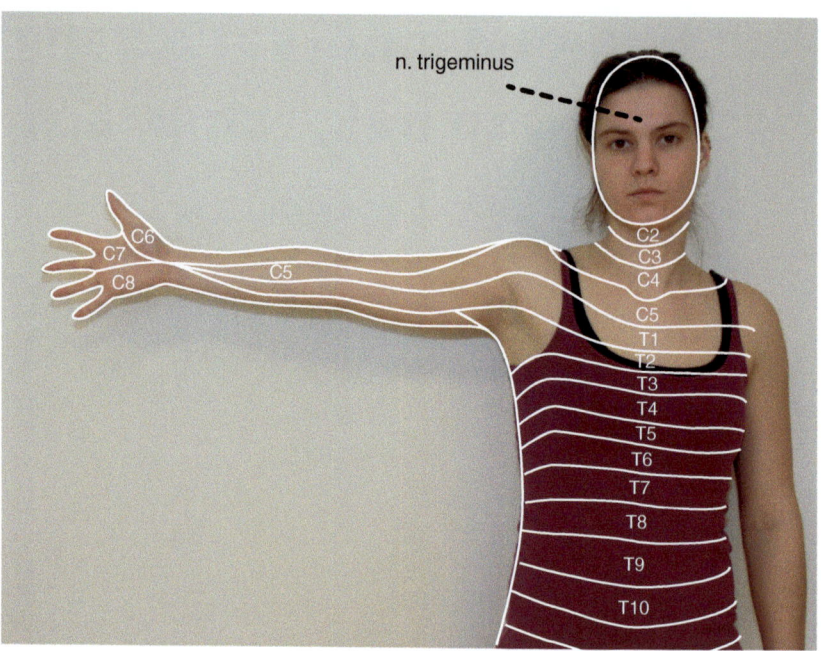

**Figuur A.1** Segmentale innervatie van nek, romp en arm, ventraal aanzicht.

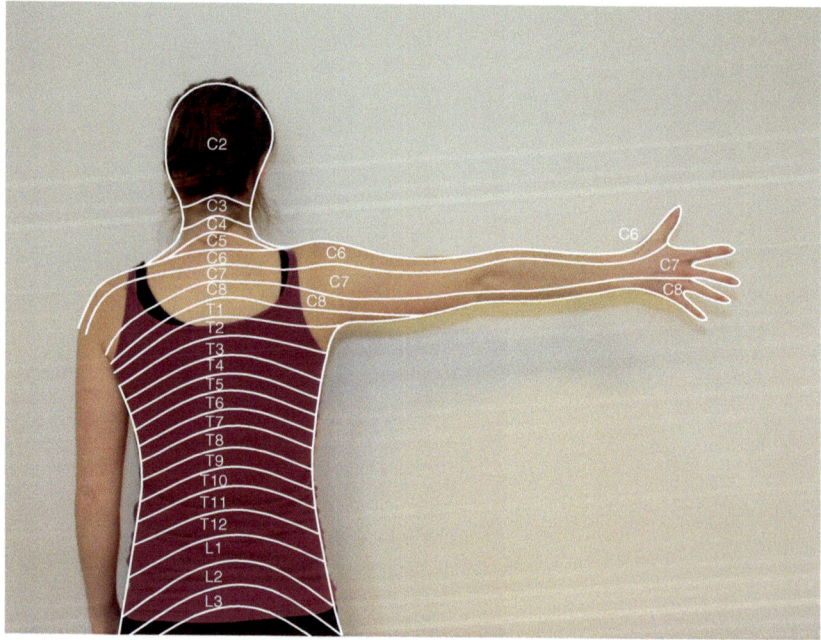

**Figuur A.2** Segmentale innervatie van de nek, romp en arm, dorsaal aanzicht.

Bijlage I Innervatie van de huid van nek, romp, arm en hand

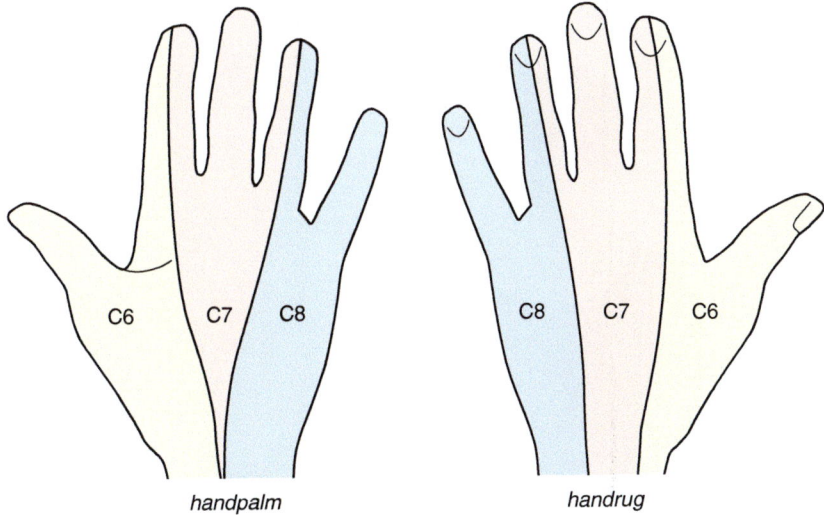

handpalm     handrug

**Figuur A.3** Segmentale innervatie van de hand.

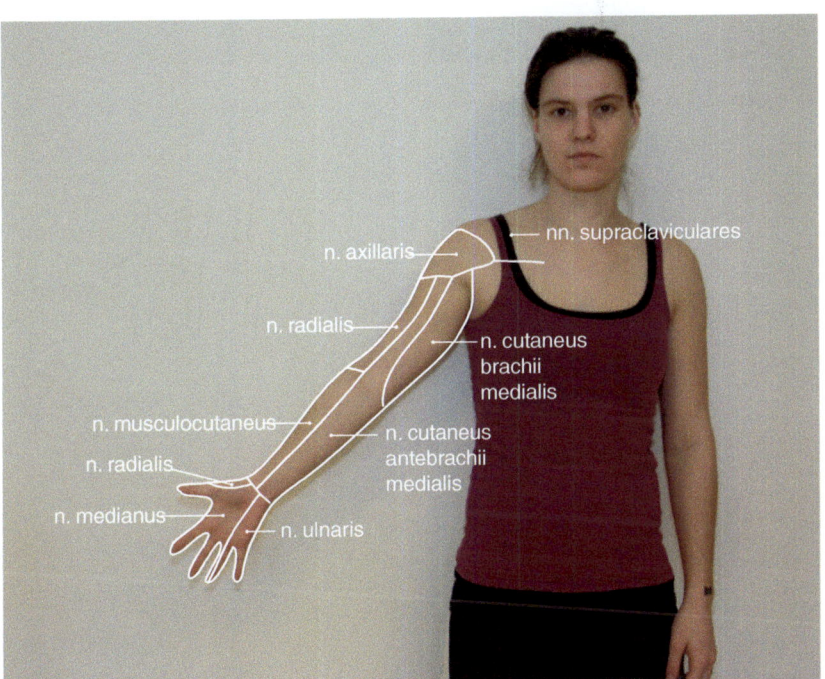

**Figuur A.4** Innervatie van de perifere huidzenuwen, ventraal aanzicht.

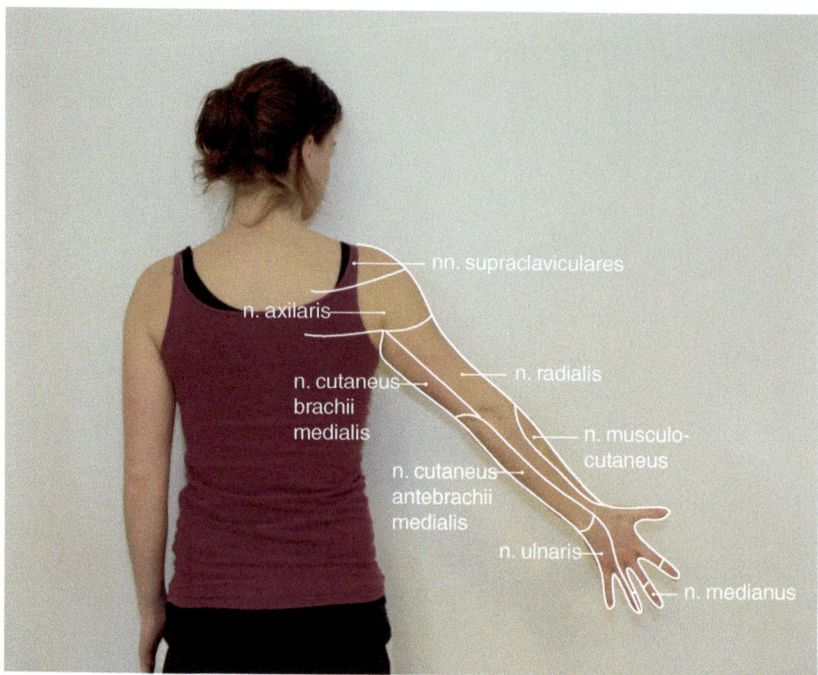

**Figuur A.5** Innervatie van de perifere huidzenuwen, dorsaal aanzicht.

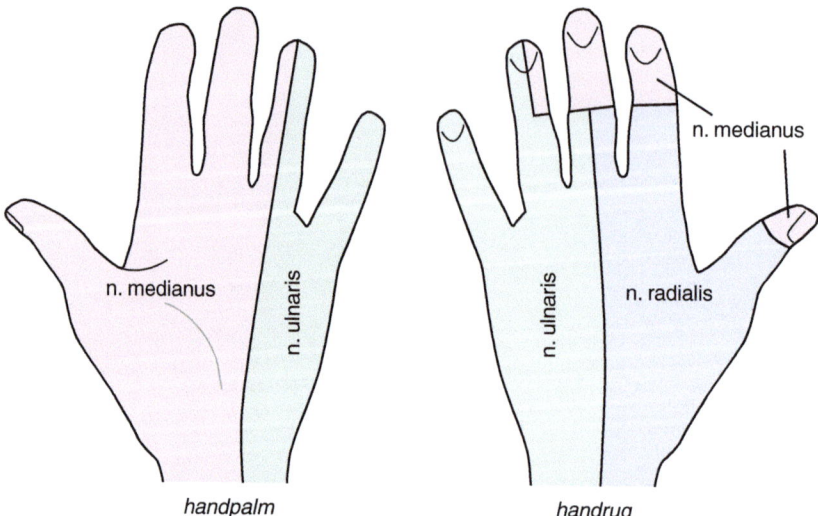

**Figuur A.6** Innervatie van de perifere huidzenuwen van de hand.

# Bijlage II Innervatie van de huid van been en voet (◘ fig. A.7, A.8, A.9, A.10)

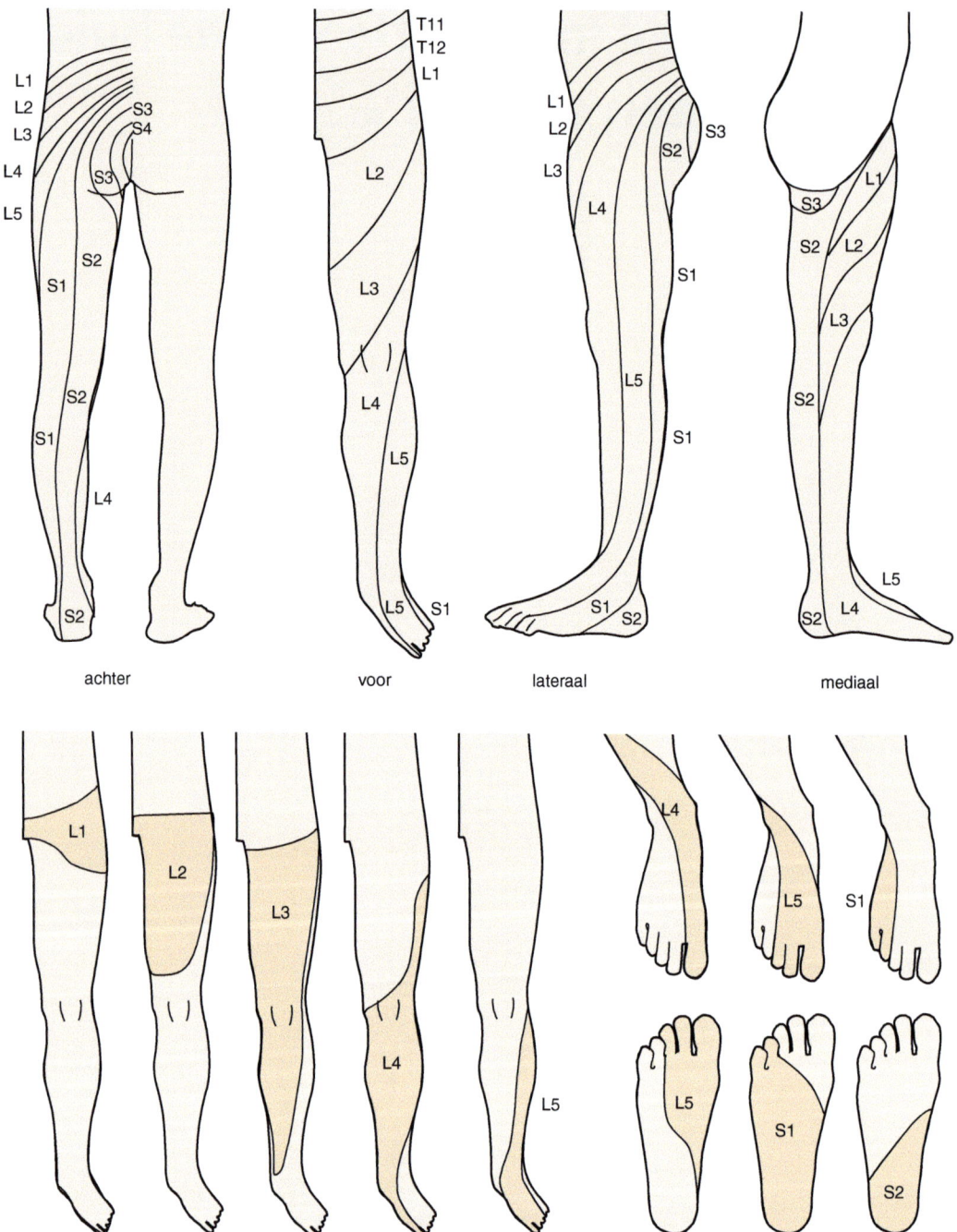

Figuur A.7 Segmentale innervatie van de huid van het been en de voet. Let op de mate van overlapping met aangrenzende dermatomen.

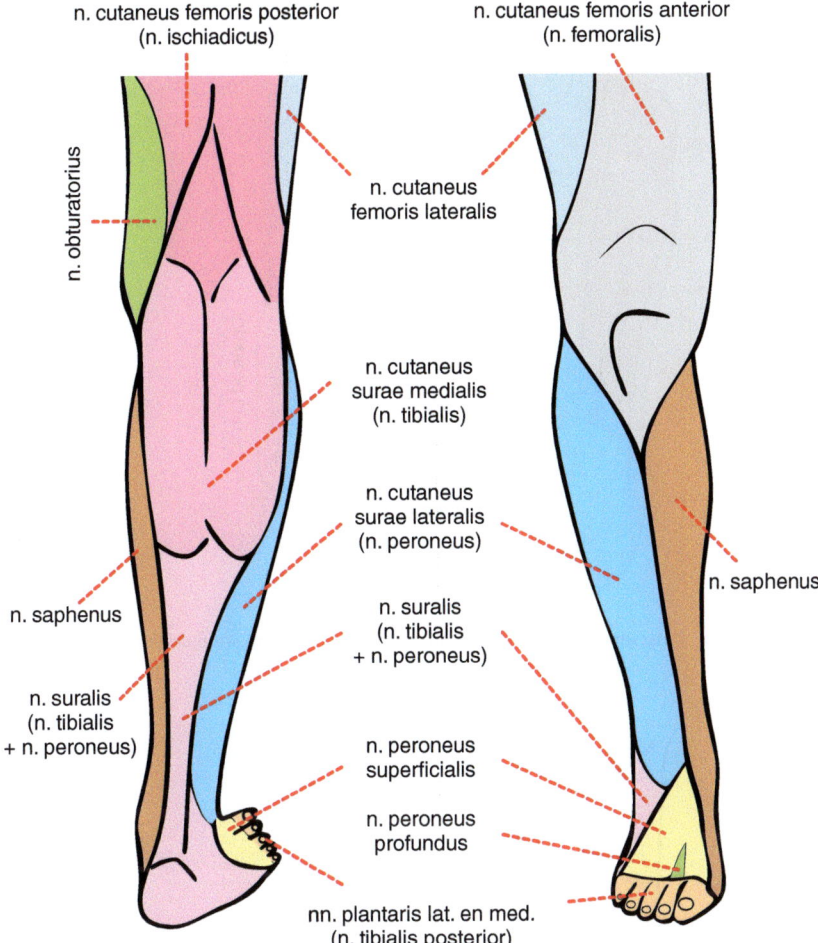

**Figuur A.8** Innervatie van de perifere huidzenuwen van het onderbeen en de dorsale zijde van de voet.

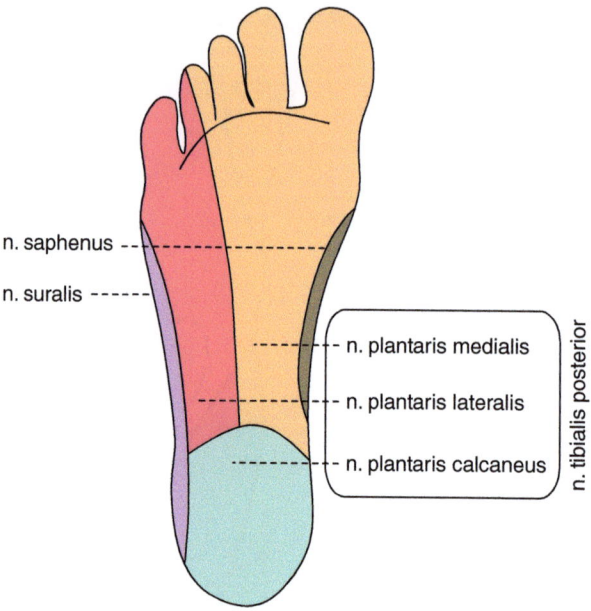

**Figuur A.9** Innervatie van de perifere huidzenuwen van de plantaire zijde van de voet.

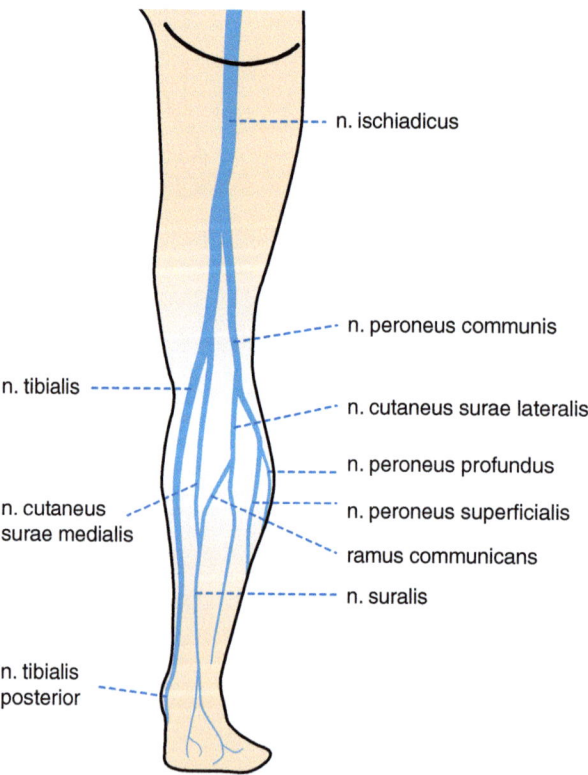

**Figuur A.10** Het verloop van de zenuwen van het been; achteraanzicht.

# Bijlage III Cervicale radiculopathie: vier tests

Deze vier tests worden gebruikt om een cervicale radiculopathie aan te tonen of uit te sluiten.

De eerste twee beschreven tests zijn betrouwbaar bij een positieve testuitslag; dit zijn de spurlingcompressietest en de cervicale tractietest.

De laatste twee beschreven tests zijn betrouwbaar bij een negatieve testuitslag; dit zijn de upper limb tensiontest (ULTT) en de cervicale rotatietest.

Als alle vier de tests positief zijn, is de betrouwbaarheid zeer hoog (◌ fig. A.11).

### De spurlingcompressietest en de cervicale tractietest

**Spurlingcompressietest**

Uitvoering van de spurlingcompressietest: de patiënt lateroflecteert het hoofd in de richting van de aangedane arm. De onderzoeker geeft een niet te krachtige, verticale compressie op het hoofd. Als radiculaire symptomen in de aangedane arm ontstaan, is de test positief (◌ fig. A.12).

**Cervicale tractietest**

De onderzoeker geeft tractie aan het hoofd van de patiënt. De test is positief als radiculaire symptomen tijdens uitvoering van de test verdwijnen of verminderen.

### De upper limb tensiontest (ULTT) en de cervicale rotatietest

De upper limb tensiontest is te vergelijken met de straight leg raisingtest van de onderste extremiteit. Tijdens de test worden plexus brachialis en zenuwbanen die zich in de arm bevinden in opeenvolgende stappen op rek gebracht. De test is zeer sensitief maar weinig specifiek: bij asymptomatische personen is het ondergaan van deze test dus vaak pijnlijk (vals positief). Daarom gebruikt men de upper limb tensiontest vooral om radiculopathie uit te sluiten: bij een negatieve testuitslag is er vrijwel zeker geen sprake van radiculopathie.

**Upper limb tensiontest**

Uitvoering upper limb tension test: de patiënt ligt in ruglig op de onderzoeksbank. De corresponderende hand van de onderzoeker houdt de aangedane schouder van de patiënt in depressie. Met de andere hand houdt hij de hand van de patiënt zodanig vast, dat in een later stadium van de test gemakkelijk een passieve pols- en vingerextensie is uit te voeren (◌ fig. A.13).

De test is positief als tijdens het testen herkenbare symptomen in de arm worden geprovoceerd. Alleen stap G vermindert juist de symptomen.

**Cervicale rotatietest**

De cervicale rotatietest komt overeen met de rotatie zoals deze wordt uitgevoerd tijdens het functieonderzoek: de zittende of staande patiënt roteert het hoofd in beide richtingen (◌ fig. A.14).

De test is positief als de patiënt minder dan 60° kan roteren naar de aangedane zijde.

Een positieve testuitslag is niet betrouwbaar. Bij een negatieve uitslag (zoals op de foto) is er vrijwel zeker geen sprake van radiculopathie.

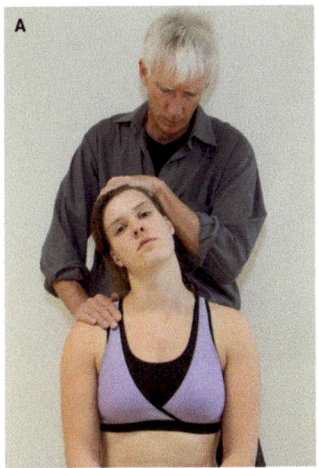
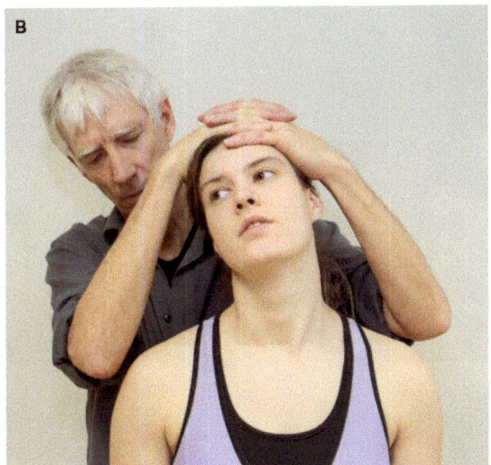

**Figuur A.11**  A: Spurlingcompressietest. B: Spurlingcompressietest: andere uitvoering.

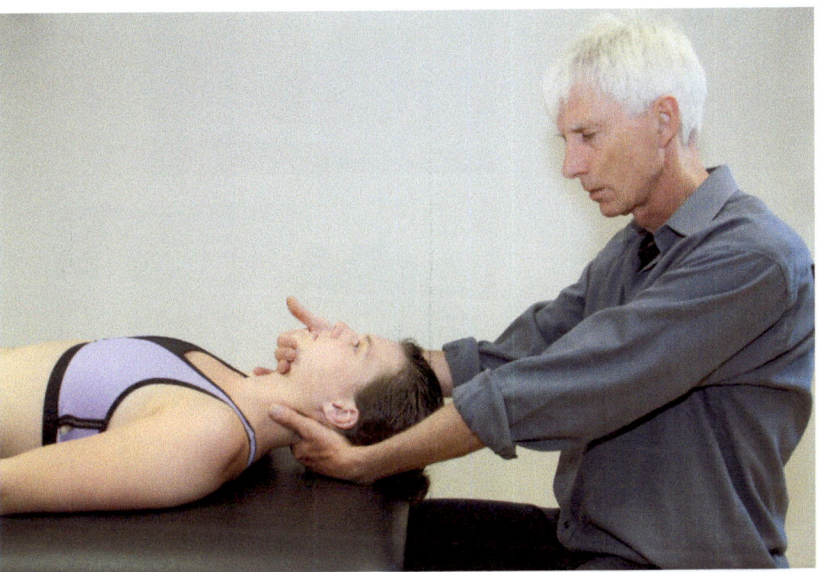

**Figuur A.12**  Cervicale tractietest.

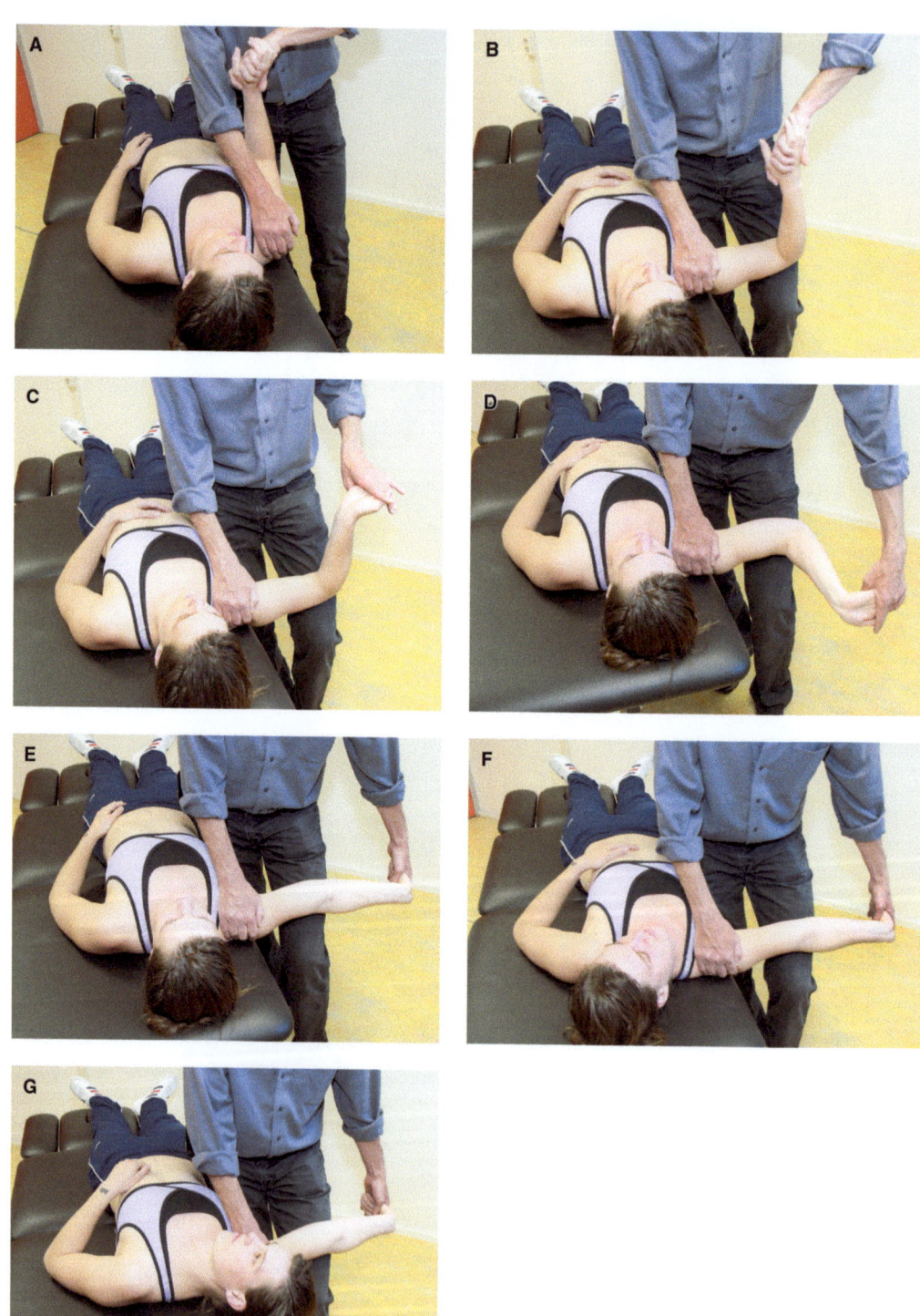

▶ **Figuur A.13** **A**: passieve depressie van de aangedane schouder. **B**: passieve schouderabductie; de arm van de patiënt wordt daarbij ondersteund door het bovenbeen van de onderzoeker. **C**: passieve supinatie en passieve pols- en vingerextensie. **D**: passieve exorotatie van het schoudergewricht. **E**: passieve extensie van de elleboog. **F**: actieve heterolaterale lateroflexie van het hoofd van de patiënt. **G**: actieve homolaterale lateroflexie van het hoofd van de patiënt.

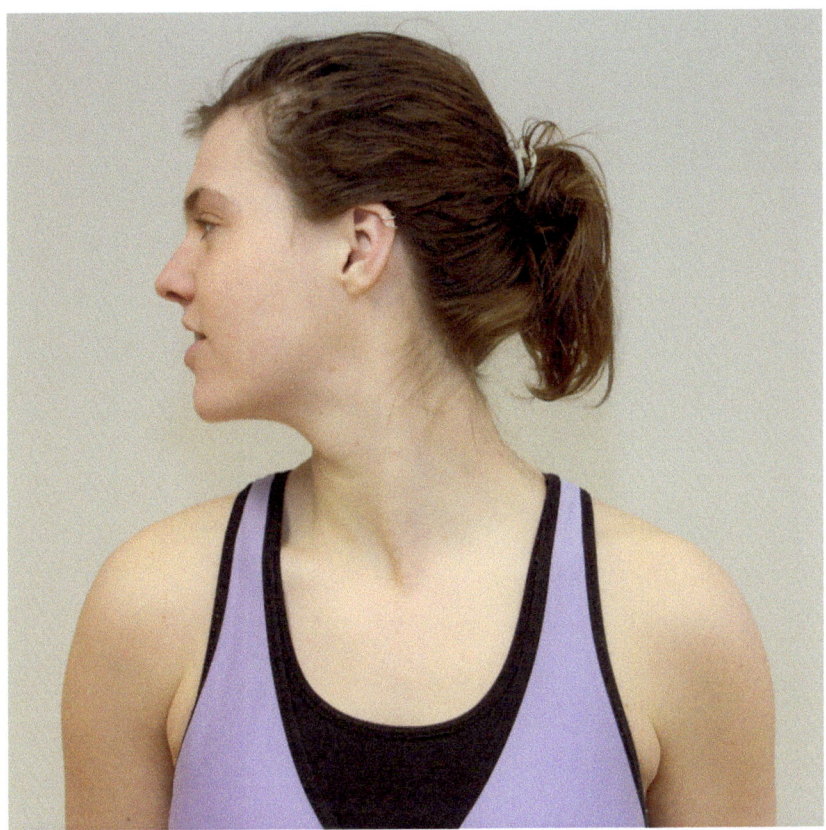

**Figuur A.14** Cervicale rotatietest.

# Bijlage IV De MRC-schaal, een maat voor spierkracht

De medical research scale geeft een indruk van de mate van spierkracht. Onderstaande gradaties zijn gemodificeerd volgens Paternostro-Sluga.[1] Gradatie 2-3, 3-4 en 4-5 zijn toegevoegd om de meting nauwkeuriger te maken.

| | |
|---|---|
| graad 0 | er is geen spiercontractie mogelijk |
| graad 1 | er is spiercontractie mogelijk, maar er is geen bewegingseffect |
| graad 2 | de spier is in staat tot contraheren: er is sprake van bewegingseffect als de invloed van de zwaartekracht wordt uitgeschakeld; een volledige bewegingsuitslag is dan mogelijk |
| graad 2-3 | de spier is in staat tot contraheren: er is sprake van een bewegingseffect van minder dan 50% van de volledige bewegingsuitslag, tegen de invloed van de zwaartekracht in |
| graad 3 | de spier is in staat tot contraheren: er is sprake van een bewegingseffect, ook tegen de invloed van de zwaartekracht in; een bewegingsuitslag van meer dan 50% is mogelijk |
| graad 3-4 | ook tegen manuele weerstand in is beweging mogelijk: de totale bewegingsuitslag is minder dan 50% |
| graad 4 | tegen manuele weerstand is beweging mogelijk: de totale bewegingsuitslag is meer dan 50% |
| graad 4-5 | er is beweging mogelijk tegen forse manuele weerstand in, maar de kracht is minder dan die aan de contralaterale zijde |
| graad 5 | normale spierfunctie |

---

1  Paternostro-Sluga T, Grim-Stieger M, Posch M, Schuhfried O, Vacariu G, Mittermaier C, et al. Reliability and validity of the Medical Research Council (MRC) scale and a modified scale for testing muscle strength in patients with radial palsy. J Rehabil Med. 2008;40(8):665-71.

# Eerder verschenen delen uit de serie Orthopedische Casuïstiek

De kwetsbaarheid van het jeugdige skelet: onderste extremiteit
ISBN 9789031344093

Onderzoek en behandeling van lage rugklachten
ISBN 9789031342457

Onderzoek en behandeling van peesaandoeningen: tendinose
ISBN 9789031347636

Onderzoek en behandeling van de hand: het polsgewricht
ISBN 9789031348767

Onderzoek en behandeling van de schouder
ISBN 9789031350339

Onderzoek en behandeling van de heup
ISBN 9789031351152

Onderzoek en behandeling van spieraandoeningen en kuitpijn
ISBN 9789031352043

Onderzoek en behandeling van de knie
ISBN 9789031352050

Onderzoek en behandeling van artrose en artritis
ISBN 9789031362301

Valkuilen in de orthopedische diagnostiek
ISBN 9789031374755

Onderzoek en behandeling van de voet
ISBN 9789031375837

Onderzoek en behandeling van middenhand en vingers
ISBN 9789031380787

Onderzoek en behandeling van anterieure kniepijn
ISBN 9789031385867

Onderzoek en behandeling van elleboog en onderarm
ISBN 9789031388486

Onderzoek en behandeling van de nek
ISBN 9789031390229

Onderzoek en behandeling van het bewegingsapparaat bij ouderen
ISBN 9789031391882

Onderzoek en behandeling van sportblessures van de onderste extremiteit
ISBN 9789031391905

Onderzoek en behandeling van het bekken
ISBN 9789036803557

Onderzoek en behandeling van de thorax
ISBN 9789036804882

Onderzoek en behandeling van sportblessures van de schouder
ISBN 9789036806176

Onderzoek en behandeling van sportblessures van arm en hand
ISBN 9789036807463

Nadere informatie over *Orthopedische Casuïstiek* is te vinden op de website van:
— de uitgever: ▶ www.bsl.nl
— de redactie van *Orthopedische Casuïstiek*: ▶ www.orthopedischecasuistiek.nl

# Register

# A

adductorenkanaal 90
anatomie 2
aortabifurcatie 83
artro-MRI 53
axon 2
axonotmesis 7

# B

bowstring sign 18

# C

cellichaam 2
cervicale radiculopathie 36, 127
cervicale rotatietest 128
cervicale tractietest 36, 128
chemotaxie 7
collaterale re-innervatie 7, 13
compressietest 70
coördinatie 13
cubitaletunnelretinaculum 47, 49
cubitaletunnelsyndroom 44, 45

# D

decompressie 71
dendriet 2
discushernia 4, 19
drop-armtest 33
duimspierparese 73
duurtraining 13

# E

echografie 3, 11
elektriseren 13
elektromyografie 11
elektroneurografie 11
entrapment 3
epineurale hechting 14
epineurium 2

# F

fascikel 2
flexie-adductie-endorotatietest (FADIR-test) 52
forefoot squeezetest 100
full-thicknessruptuur 31
fysiotherapie 12

# G

genitoperineale dysesthesie 53
gesekwestreerde discushernia 19
gesekwestreerde discusprolaps 20
gluteusregio 58

# H

hallux valgus 105
hamerteen 105
hereditary neuropathy with liability to pressure palsies (HNPP) 114
heupartroscopie. 55
holvoet 105

# I

impotentie 51
incisura scapulae 36
innervatie 117, 119
interdigitale neuritis 99, 104

# K

kinesitherapie 12
klinische test 11
krachttraining 12
kruisbandoperatie 90

# L

labrum acetabulare 53
laesie 7
lagtest 39
ligamentum inguinale 65, 68
ligamentum metatarsale transversum profundum 104
lumbago 23

# M

m. anconeus epitrochlearis 47, 49
m. flexor carpi ulnaris 43, 44
m. flexor digitorum prufundus 76
m. flexor pollicis longus 76, 79
m. iliopsoas 71
m. piriformis 60
m. pronator quadratus 76
m. pronator quadratus innerveerden 79
m. pronator teres 76
m. rectus femoris 71
m. sartorius 71, 89
m. tensor fasciae latae 71
medical research scale (MRC-schaal) 134
membrana vastoadductoria 90
meralgia paraesthetica 67
metatarsalgie 104
monofasciculair 2
mortonmetatarsalgie 99
mortonneuralgie 100, 104
mortonneurinoom 99, 104, 106
mortonneuroom 104
motorisch geleidingsonderzoek 12
MRI 3
MRI-neurografie 11
mulderstest 100, 106
multiple sclerose 113
myeline 2
myelineschede 2, 12

# N

n. saphenus 89
n. suprascapularis 33
n. suprascapularislaesie 36, 38
n. ulnaris 43, 47
n. cutaneus femoris lateralis 65, 68
n. digitalis plantaris 104
n. femoralis 90
n. interosseus antebrachii anterior 76
n. ischiadicus 55, 61, 84
n. medianus 5, 113
n. peroneus communis 115
n. plantaris communis 100
n. pudendus 53
n. tibialis 94
n. ulnaris 113, 115
nerve gliding 46
neural flossing 46
neurale spieratrofie 113

## Register

neurapraxie 7, 115
neurectomie 71
neurinoom 10, 100
neurografie 70
neurolyse 71
neuroma in continuity (NIC) 10
neuron 2
neuroom 10
neurotmesis 7, 115
nn. plantaris medialis 104
nociceptieve lokale rugpijn 24
non-hodgkinlymfoom 84

## O

oligofasciculair 2
os pubis 55

## P

paresthesie 10
parsonage-turnersyndroom 77
perineurium 2
pes cavus 105
pes planotransversus 98, 105
pes planovalgus 105
piriformissyndroom 59, 62
platvoet 105
plexus brachialis 115
polyfasciculair 2
prikkelgeleidingssnelheid 2
proximale re-innervatie 9

## R

radiculaire pijn 26
radiculopathie 27, 34, 36
re-innervatie 7
roostest 75
rotatietest 36
rotatorcuffrepair 30

## S

scapulohumeraal ritme 33
schwanncel 9
schwannoom 95
sensibel geleidingsonderzoek 12
somatische referred pain 24

somatotopische organisatie 4
spierkracht 134
spinale zenuw 19, 27
spinoglenoidale notch 33
spreidvoet 98
spurlingcompressietest 36, 128
squeezetest 106
straight leg raisingtest tibialis 99
subsartoriale kanaal 89
sunderlandclassificatie 7
suprascapulaire notch 33

## T

tarsale tunnel 94
tarsaletunnelsyndroom 94, 98
techniek 13
teken van Neri 59
test van Bragard 59
test van Roos 74
trombopenie 84

## U

uithoudingsvermogen 13
ulnarisbeschadiging 3
upper limb tension test (ULTT) 36
upper limb tensiontest (ULTT) 128

## Z

zenuwblokkade 70
zenuwcel 2
zenuwchirurgie 14
zenuwcompressie 4
zenuwdecompressie 101
zenuwgeleidingsonderzoek 11
zenuwletsel 8
zenuwtransplantatie 14
zenuwuitloper 2
ziekte van Charcot-Marie-Tooth 113

MIX
Papier aus verantwortungsvollen Quellen
Paper from responsible sources
FSC® C105338

If you have any concerns about our products,
you can contact us on
**ProductSafety@springernature.com**

In case Publisher is established outside the EU,
the EU authorized representative is:
**Springer Nature Customer Service Center GmbH
Europaplatz 3, 69115 Heidelberg, Germany**

Printed by Libri Plureos GmbH
in Hamburg, Germany